JN442889

이과학 미세수술 실습서

박소영 · 여승근 · 이규엽 · 정연훈 공저

2nd Edition

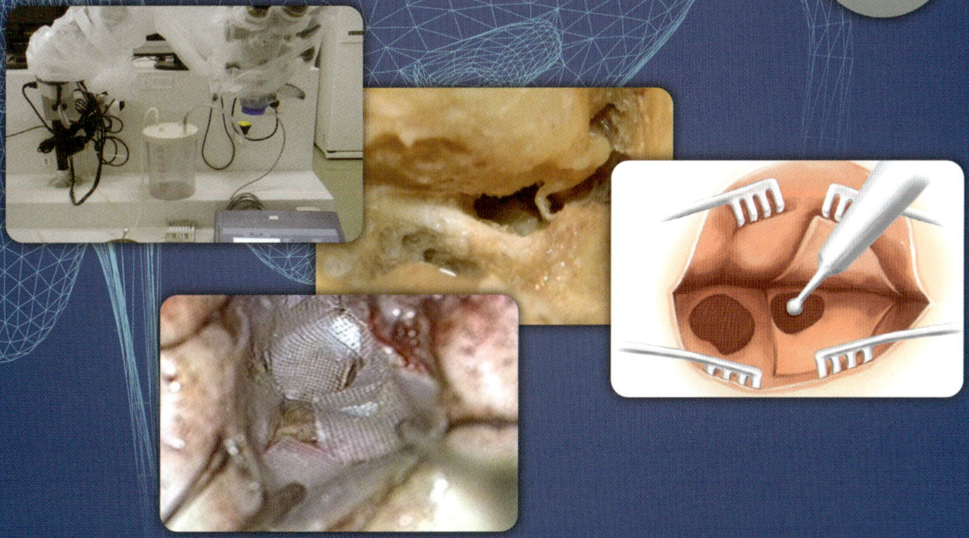

MICROSURGERY OF THE EAR

가톨릭대학교, 경북대학교, 경희대학교, 아주대학교 이비인후과학 교실

개정판 발간사

측두골의 해부를 이해하고 기본 수술 술기를 익히는 것은 귀 질환 전문가인 이비인후과 의사가 갖추어야 할 기본 소양 중 하나입니다. 그러나 체계적인 실습 과정 없이 교과서만으로 복잡한 측두골의 해부와 구조를 이해하고 수술 술기에 익숙해지는 것은 불가능한 일입니다. 2013년 이과학 미세수술 실습 교육의 체계화를 위해 발간된 이과학 미세수술 실습서는 박문서(경희대), 여상원(가톨릭대), 이상흔(경북대) 세 분 교수님의 열정과 노력의 산물이었고, 그동안 많은 이비인후과 의사들의 이과학 미세수술 실습지침서로서 큰 역할을 해 왔습니다.

초판 발행 후 8년의 세월이 지났고 이과 수술 분야도 지속적인 발전이 있었습니다. 특히 이식형 청각 기기는 해마다 새로운 기기와 수술이 소개되고 있을 정도로 빠른 속도로 발전하였기에 최신 기기와 변화된 수술 기법을 소개하는 개정판의 필요성이 대두되었습니다.

"이과학 미세수술 실습서 개정판(2판)"은 가톨릭대, 경희대, 경북대, 아주대학교 이과학 여러 교수님들의 오랜 이과 수술 경험을 바탕으로 이과 미세수술 실습의 기본부터 실제적인 수술의 노하우까지 체계적으로 정리하여 발간하게 되었습니다. 특히 골전도 이식형 보청기에 관한 챕터를 추가하여 이식형 청각 기기 관련 내용을 보강하였고, 실습 과정에서의 랜드마크와 술기를 보다 쉽게 이해하고 익힐 수 있도록 재구성하였습니다.

개정판이 발간되기까지 수고해 주신 저자 및 편집위원 여러분들께 깊은 감사를 드리며, 이 책이 이과학에 관심을 가지고 공부하는 모든 이비인후과 의사들의 측두골 해부와 다양한 귀 수술에 대한 이해 및 이과학 미세수술 실습 과정에 도움이 되기를 바랍니다.

2021. 5. 15.

박소영(가톨릭대), 여승근(경희대),

이규엽(경북대), 정연훈(아주대)

편집위원회, 감수위원회

편집위원장

박소영 교수(가톨릭대)

편집위원

김상훈 교수(경희대)
박시내 교수(가톨릭대)
박헌이 교수(아주대)
서재현 교수(가톨릭대)
오정훈 교수(가톨릭대)
유명훈 교수(경북대)
이동희 교수(가톨릭대)
정다정 교수(경북대)
장정훈 교수(경북대)

(가나다 순)

감수위원회

박소영 교수(가톨릭대)
이규엽 교수(경북대)
여승근 교수(경희대)
정연훈 교수(아주대)

(가나다 순)

집필진

집필진

김상훈 교수(경희대)
박경호 교수(가톨릭대)
박문서 교수(경희대)
박소영 교수(가톨릭대)
박시내 교수(가톨릭대)
박용수 교수(가톨릭대)
박헌이 교수(아주대)
변재용 교수(경희대)
서재현 교수(가톨릭대)
여상원 교수(가톨릭대)
여승근 교수(경희대)
오정훈 교수(가톨릭대)
유명훈 교수(경북대)
이규엽 교수(경북대)
이동희 교수(가톨릭대)
이상흔 교수(경북대)
장기홍 교수(가톨릭대)
장정훈 교수(경북대)
전범조 교수(가톨릭대)
전은주 교수(가톨릭대)
정다정 교수(경북대)
정연훈 교수(아주대)

(가나다 순)

차례

CHAPTER 01

General Consideration

복잡하고 섬세한 수술현미경하에서의 이과수술 술기를 익히기 위해서는 수술실의 장비 배치나 수술자의 위치 및 자세, 그리고 수술 기구에 대한 숙지가 필요하다. 이를 위해 측두골 해부실습 중에 사용되는 장비 및 기구, 그리고 실습실의 배치 등에 대해서 알아두는 것은 필수적이다. 본 장에서는 미세수술실습실에서 사용되는 장비와 기구, 그리고 배치에 대해 알아보고자 한다.

Bench

벤치는 해부실습과정에서 매우 중요한 요소이다. 장시간 편안하게 앉아서 실습을 할 수 있는 조건을 갖추고 있어야 하며 어떤 종류의 드릴도 사용할 수 있도록 전원이나 압축공기가 공급되어야 한다. 이와 함께 위생적으로 쉽게 청소가 가능해야 하고, 흡인기와 기타 실습기구 등이 놓일 수 있는 충분한 공간과 실습시 편안하게 양팔이 놓일 수 있는 공간이 있어야 한다(Fig. 1-1).

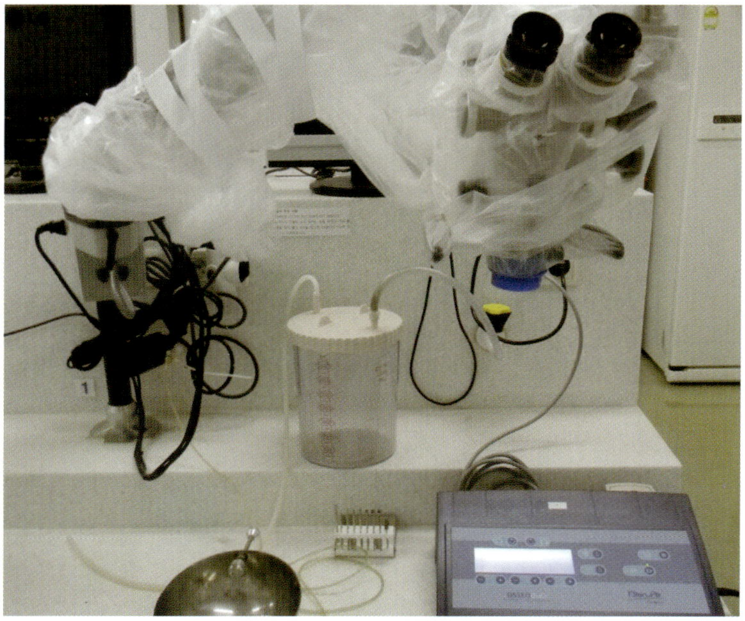

Fig. 1-1. Bench.

의자

해부실습시 사용되는 의자는 실제로 수술실에서 사용되는 의자와 비슷해야 하며 실습자의 키에 맞추어 조절이 가능해야 한다. 그리고 팔 위치의 안정과 적절한 거리 조절을 위해 자유롭게 움직일 수 있는 의자를 선택해야 한다. 장시간 실습을 위해서는 등을 구부리지 말고 등받이에 기대어 앉는 것이 안정적이다.

Drill & Burr

드릴은 중이 및 유양동수술에 있어서 필수적인 기구 중의 하나이며 동력원에 따라 압축 공기식(Fig. 1-2)과 전기식(Fig. 1-3)으로 나눌 수 있고 술자의 선호도나 실습실의 사정에 따라 사용할 수 있다. 다양한 드릴이 소개되고 있지만 등골 수술시에는 Skeeter drill을 사용하는 것이 좋다(Fig. 1-4).

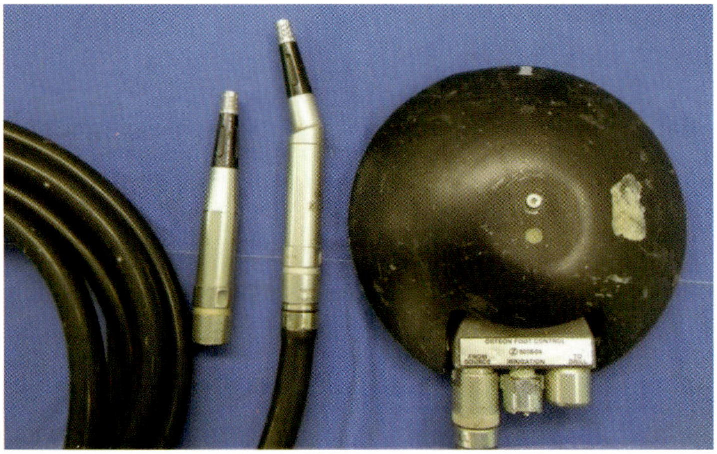

Fig. 1-2. 압축공기식 드릴.

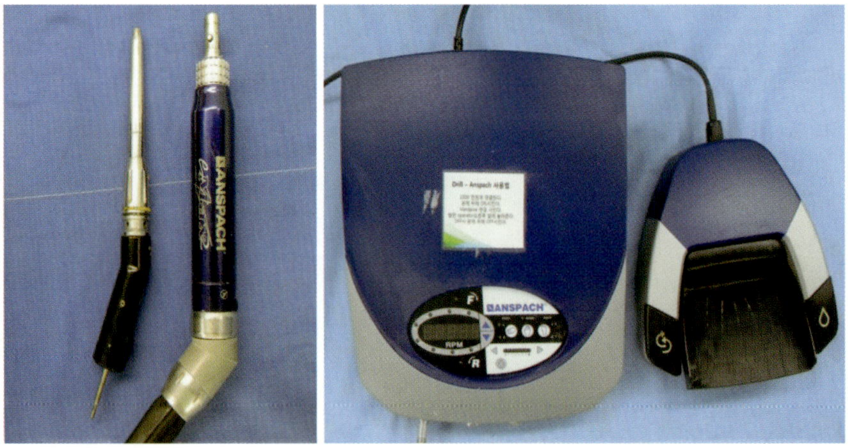

Fig. 1-3. 전기식 드릴.

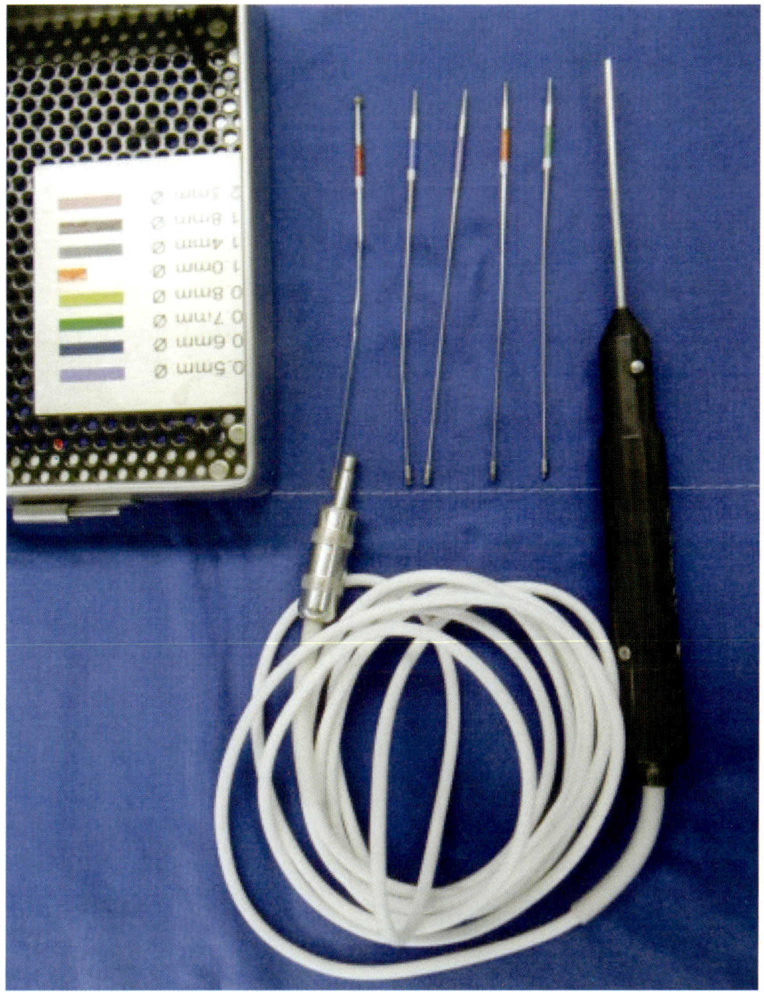

Fig. 1-4. Skeeter drill.

드릴의 hand piece는 그 모양에 따라 straight와 angled hand piece로 나눌 수 있는데, straight hand piece는 유양동피질의 전반적인 제거에 유용하고 측두골의 깊은 부분을 제거할 때는 angled hand piece를 주로 사용한다(Fig. 1-5).

Hand piece는 펜처럼 잡고 사용하며 burr를 사용할 때는 측면을 사용하여 골을 제거한다. 중요 구조물의 손상을 방지하기 위해서는 가능한 큰 burr를 사용하고 수시로 irrigation을 하여 깨끗한 시야를 확보하고 과열을 방지하여야 한다.

Burr의 종류에는 cutting, diamond, polishing burr 등이 있는데(Fig. 1-6), diamond burr는 연부조직을 안으로 밀어서 찢겨지지 않고 세심한 드릴이 가능하며 지혈을 하는 데도 사용 할 수 있다.

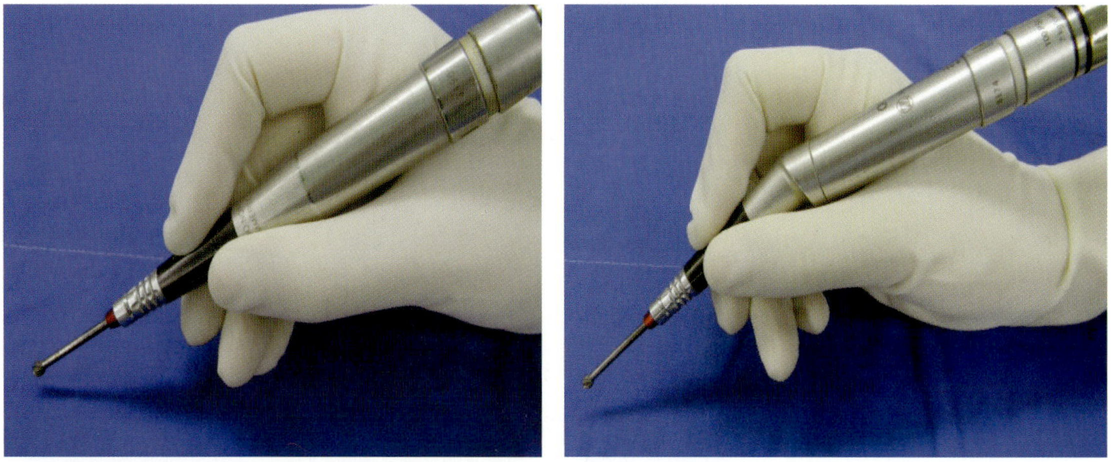

Fig. 1-5. Straight hand piece (left) 및 angled hand piece (right)와 파지법.

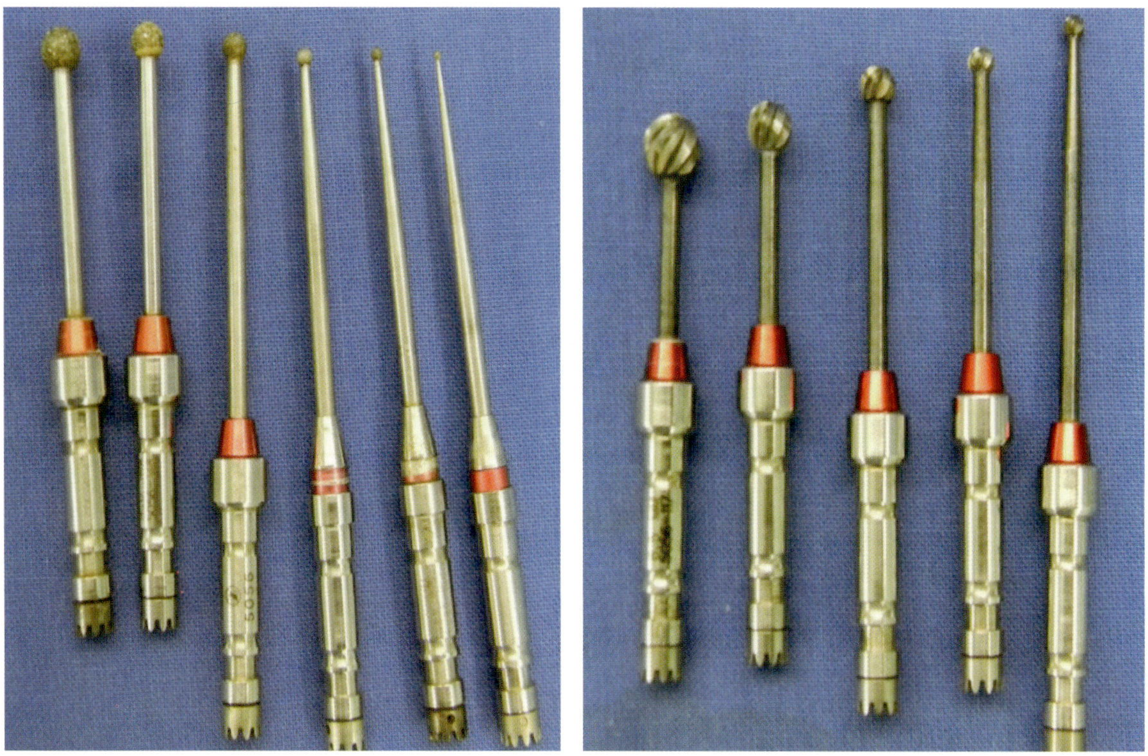

Fig. 1-6. Diamond burrs (left) and cutting burrs (right).

Microscope

이과수술이나 측두골 해부실습의 경우 200 mm 대물렌즈를 사용하는 것이 일반적이다. 접안렌즈는 각 개인의 시력에 맞추어 한쪽 눈을 감고 초점을 맞춘 후 반대쪽 눈의 초점을 맞추어 가장 좋은 이미지를 볼 수 있도록 한다.

Suction-irrigation

수술이나 실습의 목적에 맞게 suction tube의 직경을 조절하여 사용한다(Fig. 1-7). 드릴 과정에서는 지속적으로 irrigation을 시행하여 드릴의 과열을 방지하고 bone dust를 제거하여 깨끗한 수술 시야를 얻도록 한다. Water Irrigation속도는 bone dust를 제거할 수 있는 충분한 속도여야 하지만, 시야를 가리지 않을 정도여야 한다.

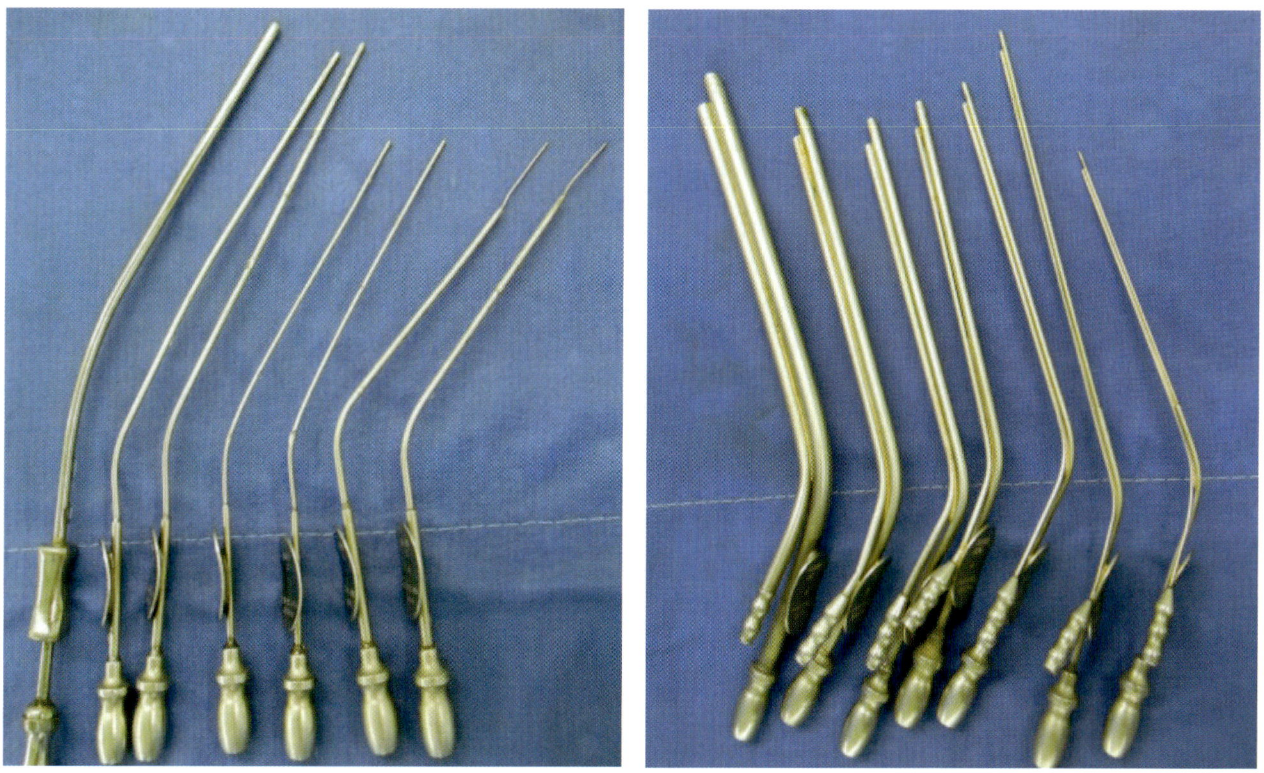

Fig. 1-7. Suction tips.

Bone holder

주로 House-Urban stainless steel bone holder를 사용하는데 이는 3개의 고정핀을 사용 함으로써 원하는 위치로 조절할 수 있다. Bone holder는 세척액이나 bone dust가 흘러내리지 않도록 큰 pan 위에서 사용하도록 한다(Fig. 1-8). Pan 아래에 두께가 있는 물건 등을 받침으로써 머리의 각도를 조절할 수 있다.

Temporal bone

측두골만을 사용하는 경우는 측두골의 모든 함기세포와 함께 squamous portion의 일부, tympanic ring, 그리고 petrous tip이 포함되어야 한다. Dissection을 시작하기 전에 측두골을 bone holder에 단단히 고정시키고 실제 수술에서와 같은 position으로 조절하며 dissection을 진행한다.

머리의 hemisection을 이용하여 실습을 하는 경우에는 목침(Fig. 1-9)을 이용하여 자세를 잡고 수술에서와 같이 피부 절개를 시행하고 측두골을 노출시킨 후 실습을 진행한다.

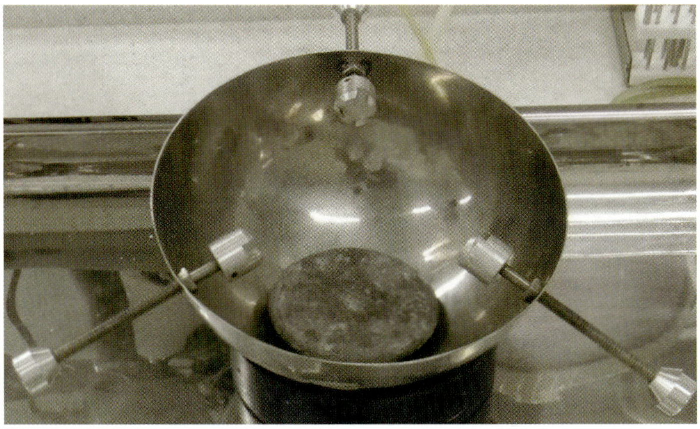

Fig. 1-8. Temporal bone holder.

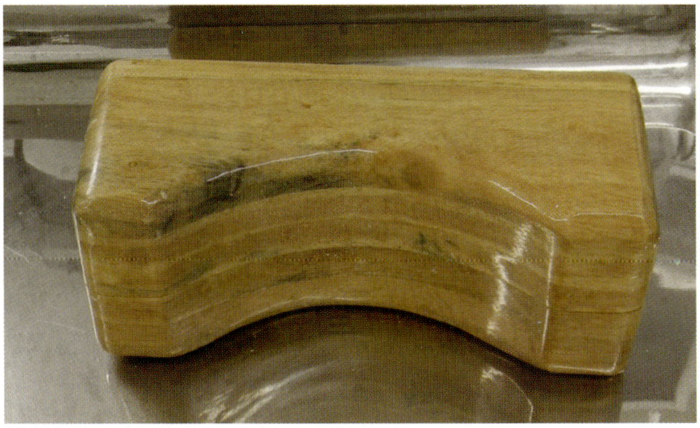

Fig. 1-9. 목침.

모니터 및 기록장치

측두골 실습시 사용되는 현미경에는 3CCD 카메라가 장착되어 모니터를 통해 실습자와 비슷한 수술 시야를 볼 수 있고 필요한 경우에는 DVD recorder를 연결하여 녹화가 가능하다(Fig. 1-10).

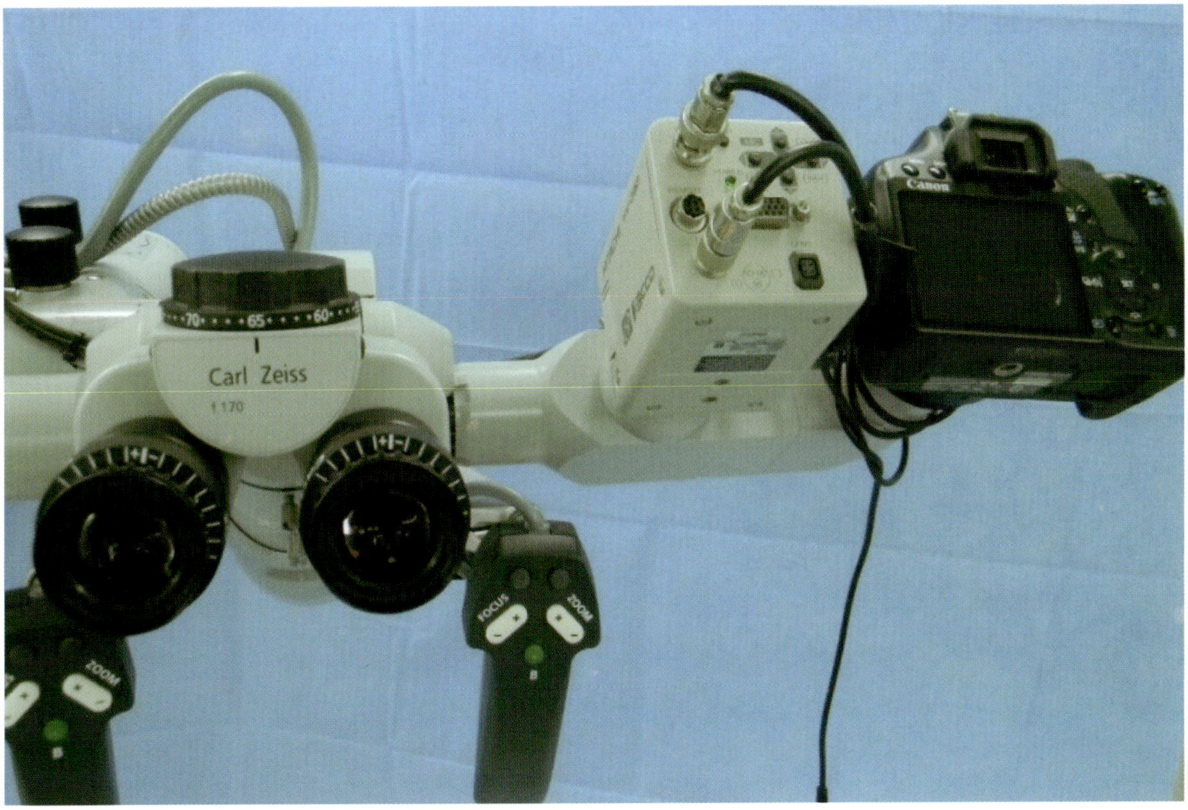

Fig. 1-10. 수술현미경과 CCD 카메라.

수술기구

수술이나 실습의 목적에 맞도록 다양한 견인기(self-retractor)를 구비하여 사용하는 것이 좋다(Fig. 1-11). Periosteal flap을 올리기 위해서는 Freer septal elevator나 Lempert elevator를 사용할 수 있다(Fig. 1-12). 10번 또는 15번 blade와 knife handle, 그리고 가위로 피부 절개 및 연조직 박리를 시행할 수 있다.

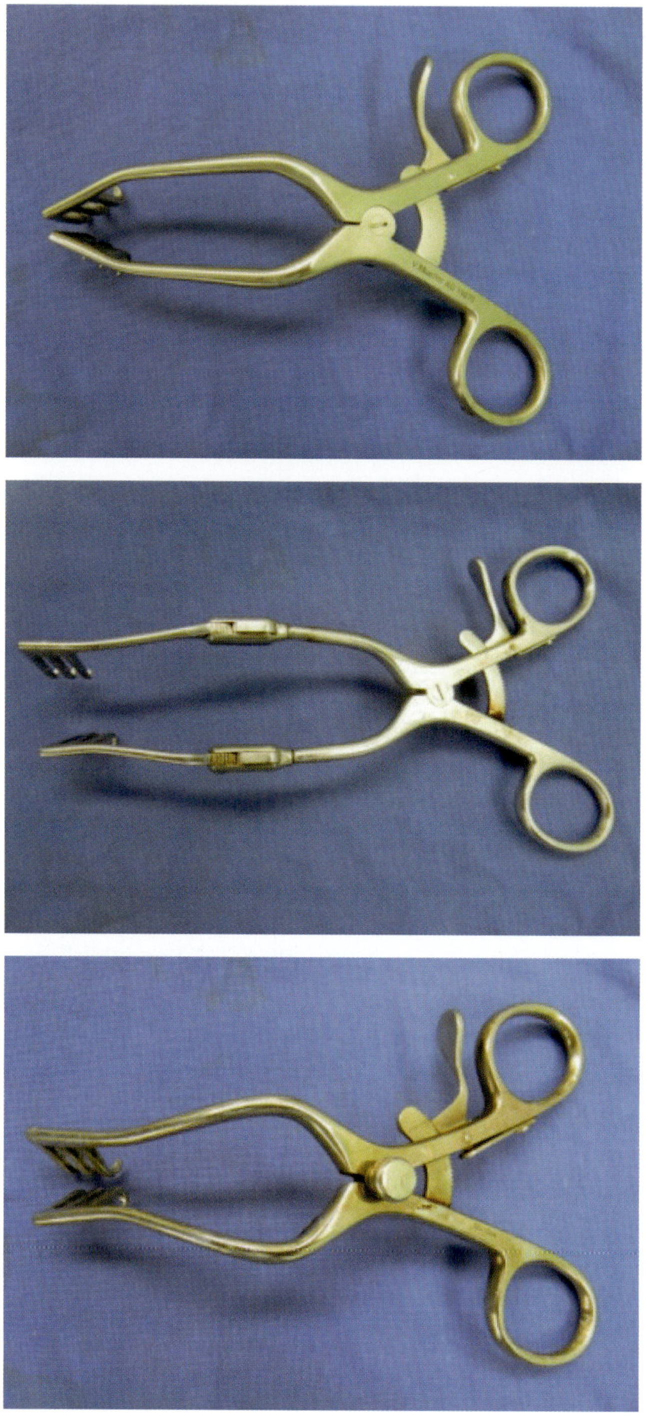

Fig. 1-11. Self-retractors.

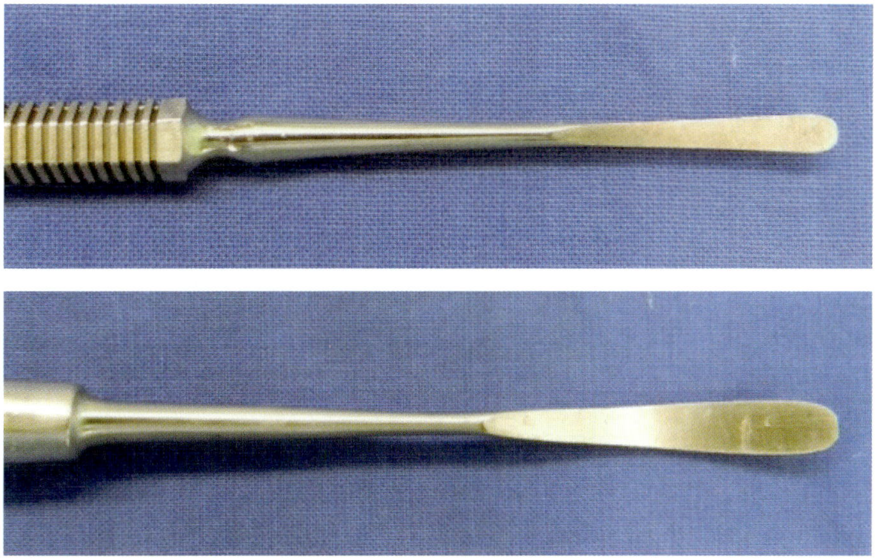

Fig. 1-12. Freer septal elevator (up) and Lempert elevator (down).

중이와 유양동 내에서 연부조직을 박리하거나 제거하기 위해 다양한 종류의 dissector가 사용된다. House sickle knife는 세밀한 절개뿐만 아니라 박리에도 사용할 수 있으며 House lancet knife는 외이도 절개에 주로 사용된다(Fig. 1-13). Microelevator는 tympano-meatal flap을 올릴 때 주로 사용되며 weapon은 annulus 밑을 박리할 때도 사용할 수 있다. Pick은 정밀한 박리가 필요할 때 사용하며 whirlybird와 excavator는 다양한 각도로 조직을 박리할 수 있게 도와준다(Fig. 1-14).

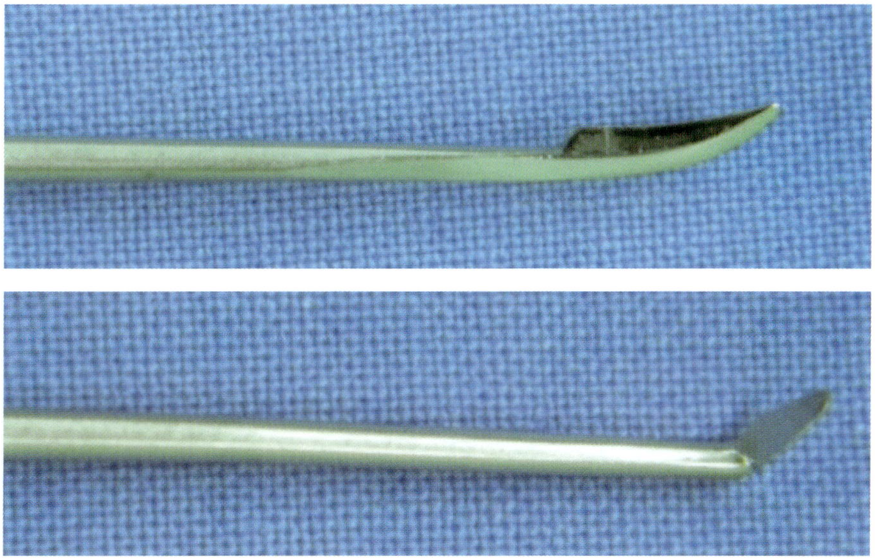

Fig. 1-13. House sickle knife (up) and House lancet knife (down).

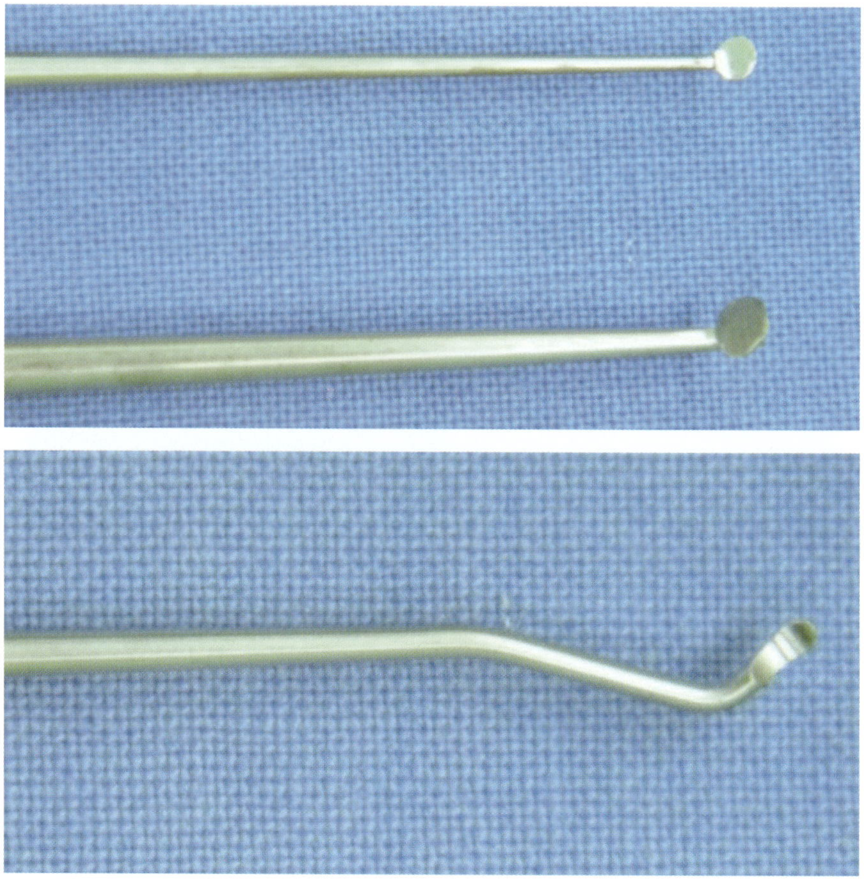

Fig. 1-14. Weapon (up) and whirlybird (down) dissector.

연부조직의 정밀한 제거 혹은 절제를 위해서 microforceps나 microscissors를 사용한다(Fig. 1-15). Fascia press는 gelfoam을 누르거나 temporalis fascia를 누를 때 이용한다(Fig. 1-16).

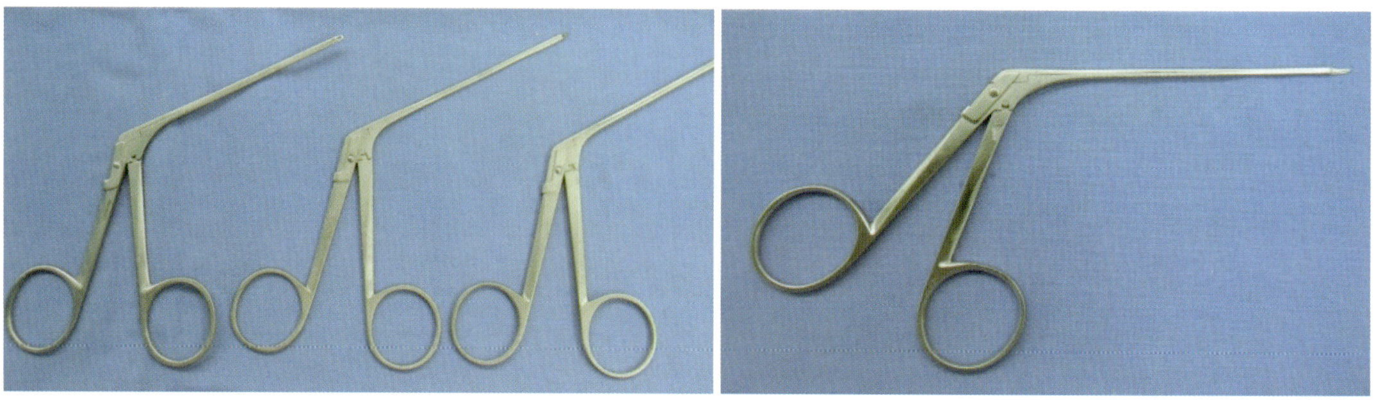

Fig. 1-15. Microforceps (left) and microscissors (right).

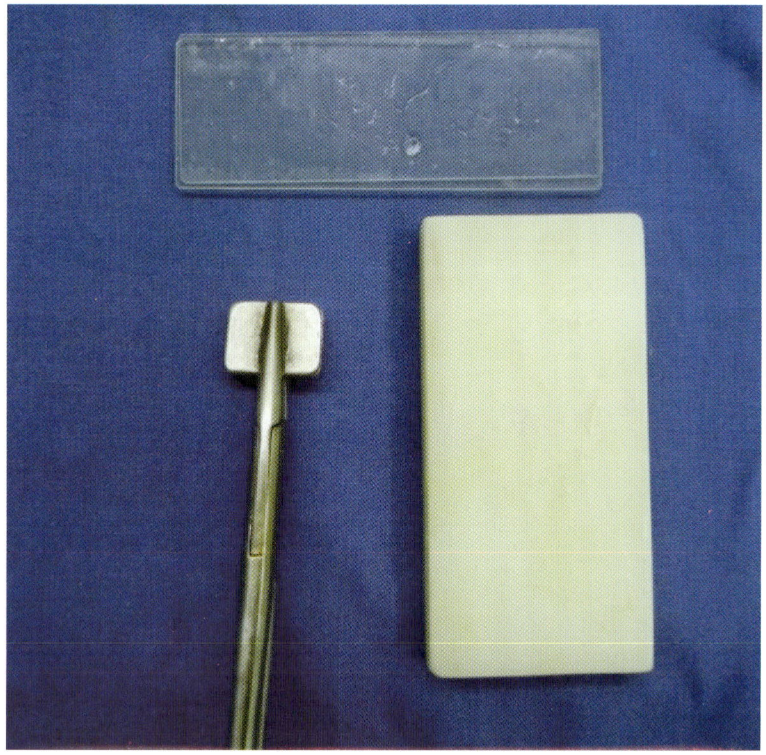

Fig. 1-16. Fascia press and House cutting block.

Highlights

1. 측두골 해부실습 중에 사용되는 벤치, 장비 및 기구 등에 대하여 숙지하고 그에 맞추어 준비하는 것이 필요하다.
2. 측두골만을 사용하는 경우는 3개의 고정핀을 사용하는 House-Urban Bone holder를 주로 사용하며, 머리의 hemisection을 사용하여 실습하는 경우에는 pan 위에 놓고 목침 등을 이용하여 자세를 잡고 실습을 진행한다.

CHAPTER 02 Comprehensive Temporal Bone Anatomy

측두골의 내부에는 주요구조물이 조밀하고 복잡하게 위치하고 있다. 따라서 측두골의 수술시에는 정확한 지표(landmark)를 통한 수술이 요구된다. 측두골 해부실습은 각각의 지표를 확인하고 주요구조물의 위치와 상호 관계를 비교하면서 관찰할 필요가 있다. 이를 위해 측두골의 해부학적 구조와 전체적인 상호관계를 입체적인 시각에서 이해하는 것이 필요하다.

측두골 골부의 구성

측두골을 구성하는 골부 구조는 측두골 인상부(squamous part of temporal bone), 유양돌기(mastoid part of temporal bone), 측두골 고실부(tympanic part of temporal bone), 측두골 경상돌기(styloid process of temporal bone), 측두골 추체부(petrous part of temporal bone)의 5부분으로 되어있다.

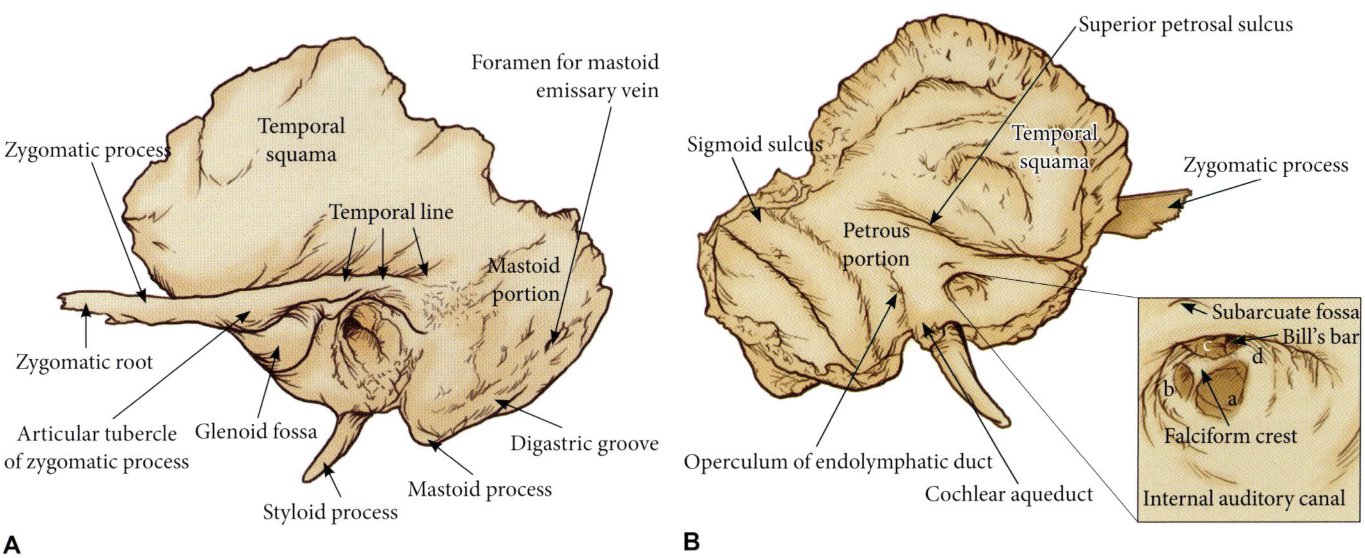

Fig. 2-1. 좌측 측두골 temporal bone의 A) 외측면도, B) 내측면도.

고실의 육면체 구조

고실 육면체의 상부는 고실천장(tegmen)으로 중두개와(middle cranial fossa)에 접하고 하부는 경정맥구(jugular bulb), 경동맥(internal carotid artery)에 접하며 전방부는 이관(E-tube), 내이도(internal auditory canal), 전고실동맥(anterior tympanic artery), 전추골인대(anterior malleolar ligament)에 접한다. 육면체 후면은 유돌동구(aditus ad antrum), 침골와(incudal fossa), 추체융기(pyramidal eminence), 안면신경와(facial recess)에 인접하며 외측 면은 고막(tympanic membrane)과 고실륜(tympanic annulus)에 접하고 내측면은 고실갑각(promontory), 갑각절(ponticulus), 갑각지각(subiculum), 정원창(round window), 난원창(oval window), 안면신경관(facial canal)에 접한다.

중이 이소골

이소골은 추골(malleus), 침골(incus), 등골(stapes)의 세개로 되어있으며 추골은 두부(head), 경부(neck), 병(handle)으로 구성되며 전돌기(anterior process)와 단돌기(lateral process)가 있다. 추골에 접하는 인대로는 상추골인대, 전추골인대, 외추골인대가 있으며 고막장근(tensor tympani muscle)이 부착되어 있다.

침골은 체부(body), 장돌기(long process), 단돌기(short process), 두상돌기(lenticular process)로 구성되며 상침골인대와 후침골인대가 붙어있다. 등골은 두부(head), 전후각(anterior & posterior crura), 족판(foot plate)으로 구성되며 등골근의 건이 후각과 두부가 만나는 부위에 부착된다.

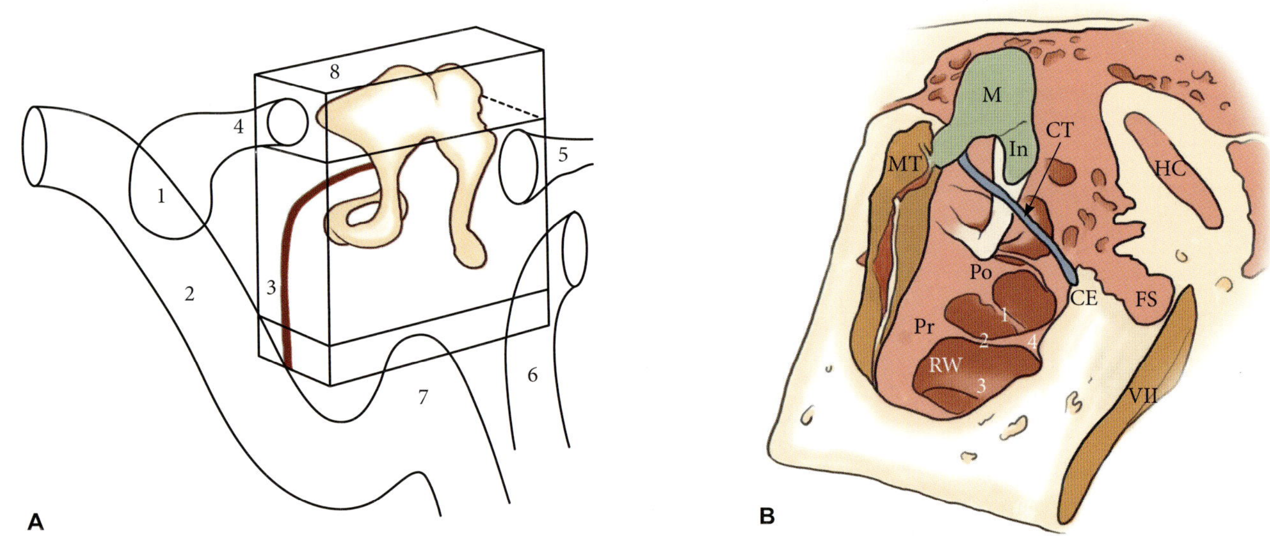

Fig. 2-2. A) 고실의 육면체 구조. 1: 유양동(mastoid antrum), 2: S상 정맥동(sigmoid sinus), 3: 안면신경(facial nerve), 4: 유돌동구(aditus ad antrum), 5: 이관(eustachian tube), 6: 내경동맥(internal carotid artery), 7: 경정맥구(jugular bulb), 8: 측두엽(temporal lobe). B) 후고실의 갑각절과 갑각지각. M: 추골병(malleus handle), In: 침골(incus), CT: 고삭신경(chorda tympani), HC: 외반고리관(horizontal canal), MT: 고막(tympanic membrane), Po: 갑각절(ponticulus), FS: 안면신경와(facial recess), CE: 고삭융기(chordal eminence), Pr: 갑각(promontory), 1: 갑각지각(subiculum), 2: 골교(bony bridge), 3: 정원창소와(round window niche), 4: 경상융기(styloid eminence), RW: 정원창(round window).

내이

내이의 두 가지 주된 기능은 와우(cochlea)의 청각기능과 전정(vestibule)과 반고리관(semicircular canal)의 평형(balancing)기능이다.

미로는 골부로 이루어진 골성미로(bony labyrinth)와 내측의 막성미로(membranous labyrinth)로 이루어지며 와우와 전정 및 반고리관으로 구성된다. 막성미로 내부에는 내림프액(endolymph)이 난형낭(utricle)과 구형낭(saccule), 반고리관(semicircular canal) 및 와우관(cochlear duct, scala media), 내림프낭(endolymphatic sac), 내림프관(endolymphatic duct)에 있다. 골성미로와 막성미로 사이에는 외림프액(perilymph)이 존재한다.

- 와우(cochlea)는 달팽이 모양으로 와우축(modiolus)을 중심으로 2½ 바퀴 회전하는 골나선판(osseous spiral lamina)이 있으며 와우공(helicotrema)을 통해 전정계(scala vestibule)와 고실계(scala tympani)가 교통한다.
- 전정(vestibule)은 와우의 후상방 및 반고리관의 전하방에 위치하며 구형낭(saccule)과 난형낭(utricle)으로 이루어진다. 그 내부의 감각상피인 평형반(macula) 위의 이석(otolith)의 움직임을 통해 수평면 혹은 수직면의 선형 가속(linear acceleration)을 감지한다.
- 반고리관 semicircular canal (SCC)
  위치에 따라 상(전)반고리관, 외측(수평)반고리관, 후반고리관으로 나뉘고 각각의 반고리관은 서로 직각으로 공간의 3평면에 위치한다. 반고리관의 한쪽 끝은 부풀어 오른 팽대부(ampulla)를 이루고 상반고리관과 후반고리관의 단각(simple crus)은 서로 합쳐서 총각(common crus)을 형성한다. 세반고리관은 각 가속(angular acceleration)을 감지한다.

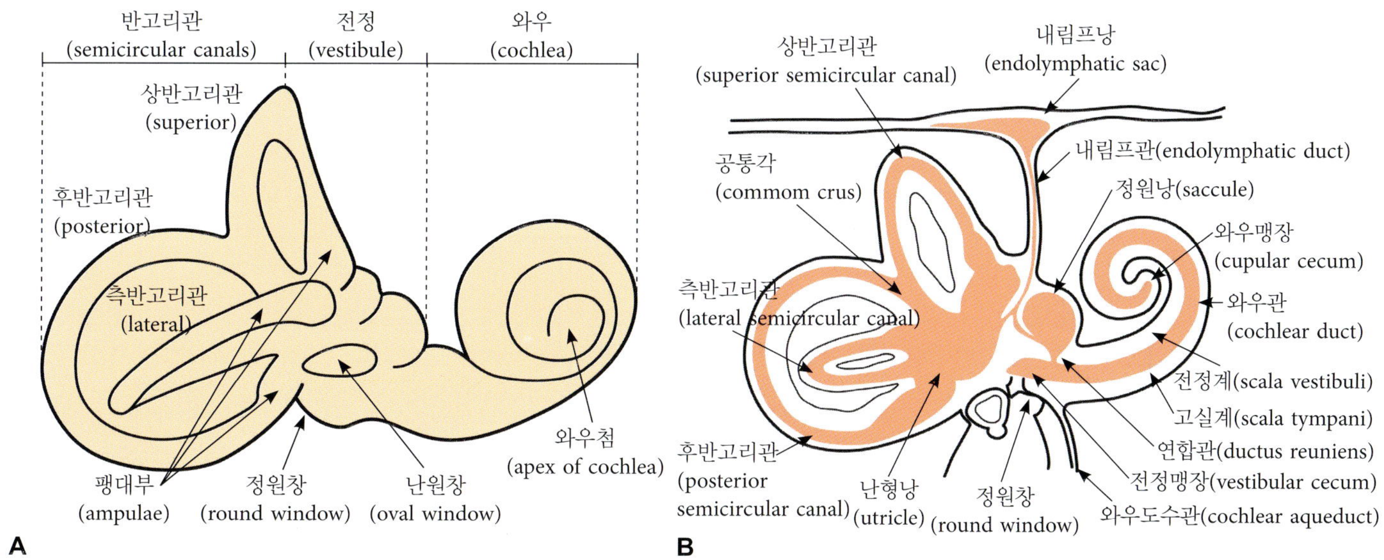

Fig. 2-3. A) 골성미로(bony labyrinth), B) 막성미로(membranous labyrinth).

측두골의 안면신경 *facial nerve*

안면신경은 뇌교(pons)와 연수(medulla oblongata) 사이에서 뇌수밖으로 나와 내이도를 통해 측두골로 들어가 안면신경관 속을 주행하며 경유돌공을 통해 밖으로 나온다. 측두골 내에서는 내이도분절(meatal segment), 미로분절(labyrinthine segment), 고실분절(tympanic segment)과 유돌분절(mastoid segment)로 나뉘어진다. 내이도분절은 내이공에서 도내공(meatal foramen)까지 8~10 mm이며 미로분절은 도내공에서 슬신경절(geniculate ganglion)까지 3~5 mm이다. 슬신경절에서 첫 번째 분지인 대천추체신경을 분지한다. 고실분절은 8~11 mm의 길이로 슬신경절 후방으로 진행하는데 40~80도의 각도를 형성한다. 유돌분절은 추체융기(pyramidal eminence)부터 경유돌동까지로 10~14 mm이며 등골신경과 고삭신경이 분지된다.

수술시 골부지표 *surgical bony landmarks*

- 외측면
  - 외이도 상극(suprameatal spine; Henle's spine): 골부 외이도 후상방에 있는 뼈로 된 돌출 구조물이다.
  - 유돌와(mastoid fossa; suprametal triangle of Macewen): 외이도 상극 후방에 조그만 삼각형 함몰부위로 그 내측에 유양동이 위치한다.
  - 측두선(temporal line): 측두근이 부착한 부위로 중두개와의 저면에 해당하므로 유양돌기 수술시 중두개와 경막의 위치를 파악하는 지표가 된다.
  - 유돌첨(mastoid tip): 흉쇄유돌근(sternocleidomastoid muscle)이 부착하며 유양돌기 절흔에는 이복근(digastric muscle)의 후복(posterior belly)이 부착한다.

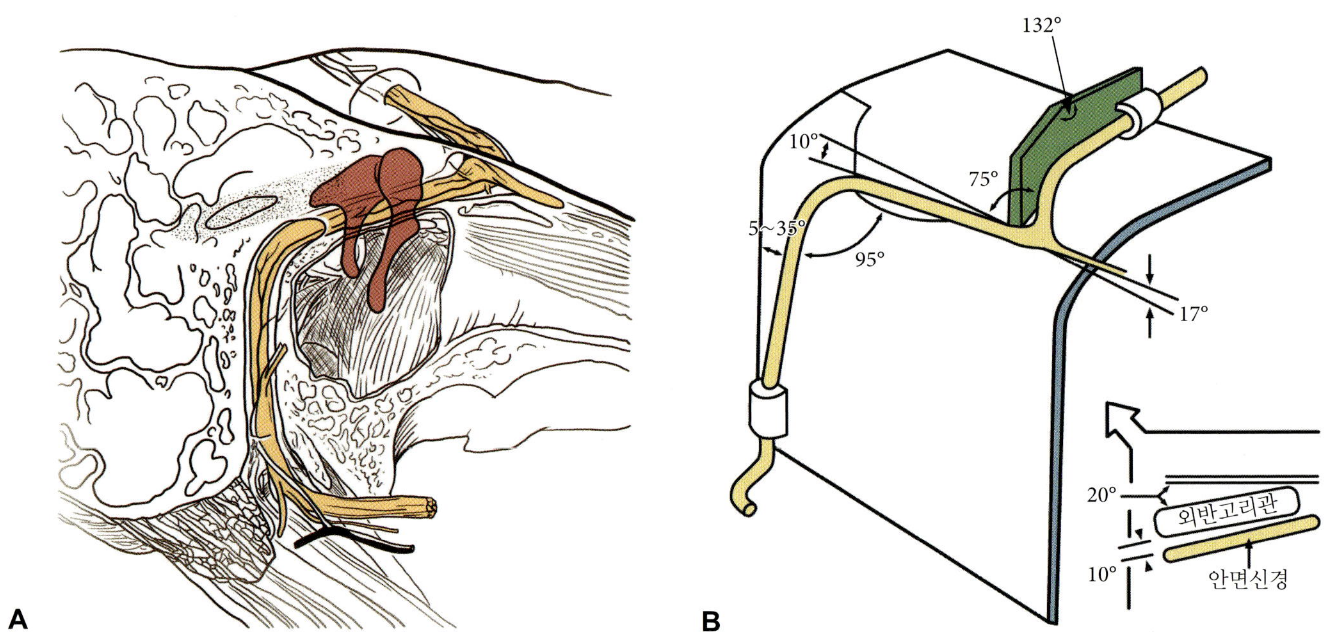

Fig. 2-4. 안면신경의 주행 및 각도.

- 내측면
  - 유양동(mastoid antrum): 정상적으로 함기화 된 공간으로 내측은 수평 및 후반고리 관에 접하며 앞쪽은 유돌동구(aditus ad antrum)를 통해 상고실과 교통한다.
  - 추체인상격벽(petrosquamous septum; Koerner's septum): 유양돌기 절제술 시 유양동의 내측벽으로 오인되어 격벽내부의 봉소를 남겨둘 수 있다.

측두골의 입체적 영상

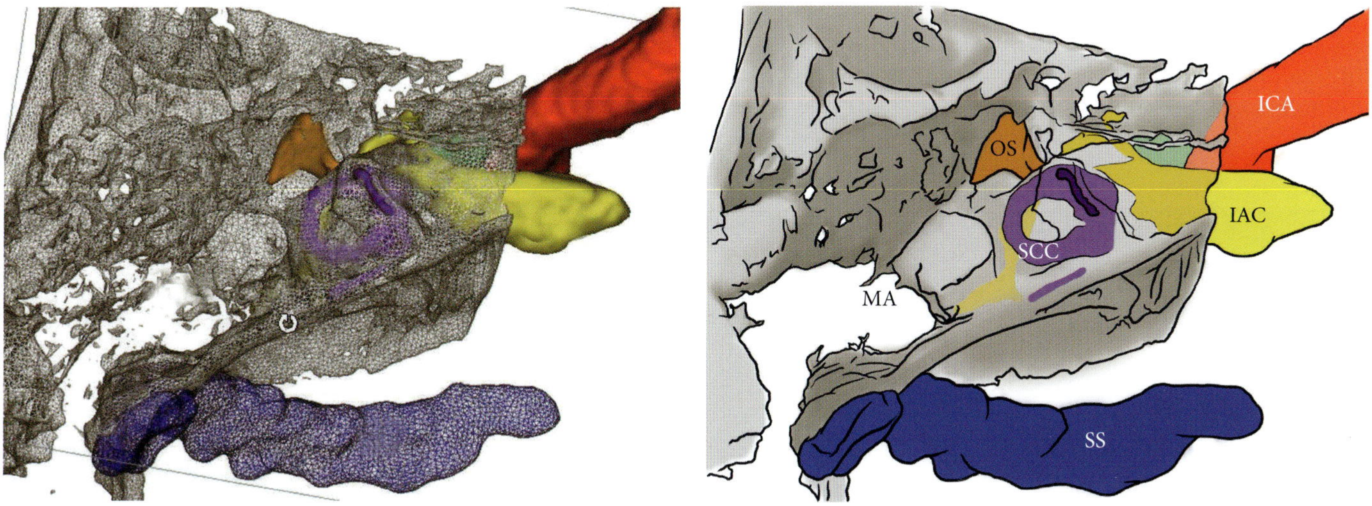

Fig. 2-5. 좌측 측두골내의 중요구조물의 위치관계 superior view. ICA: internal carotid artery, IAC: internal auditory canal, OS: ossicles, SCC: semicircular canals, MA: mastoid antrum, SS: sigmoid sinus.

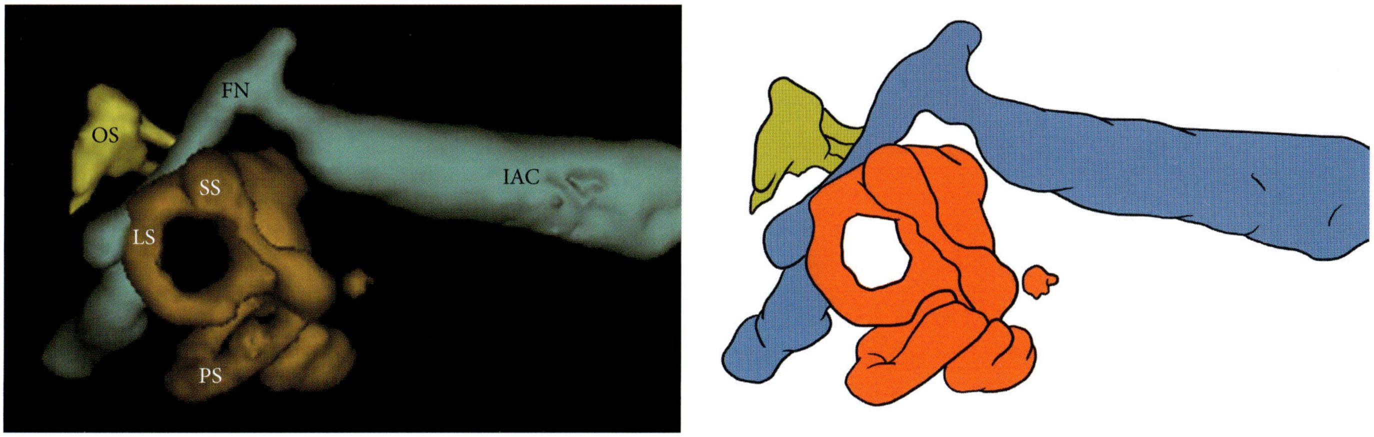

Fig. 2-6. 안면신경의 고실분절은 외측 반고리관 하방과 침골의 단돌기 내측에 위치한다. IAC: internal auditory canal, FN: facial nerve, OS: ossicles, SS: superior semicircular canal, LS: lateral semicircular canal, PS: posterior semicircular canal.

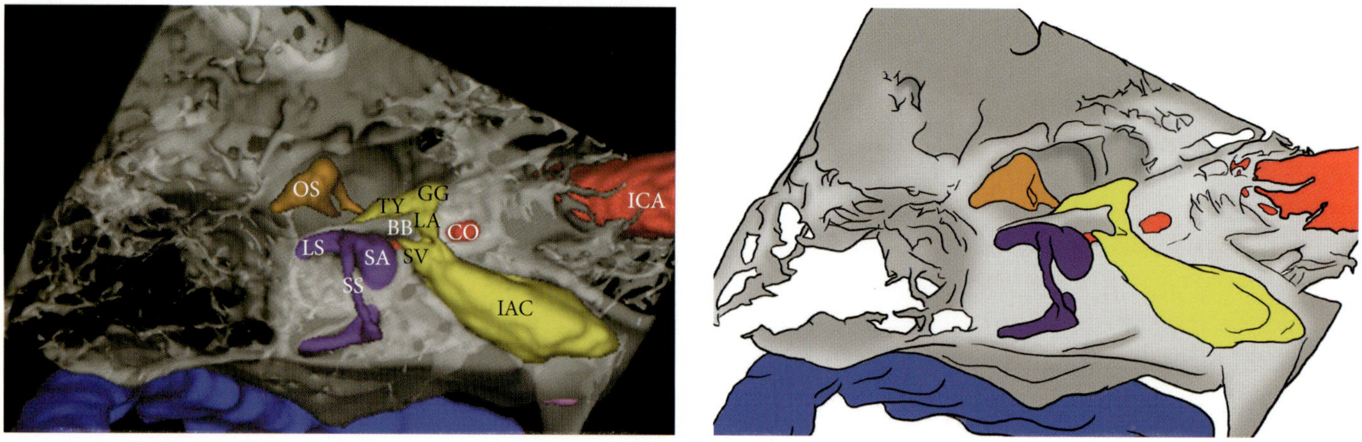

Fig. 2-7. 이소골과 안면신경 안면신경 주행과의 관계 superior view. ICA: internal carotid artery, IAC: internal auditory canal, CO: basal turn of cochlear, LA: labyrinthine segment of facial nerve, GG: geniculate ganglion, TY: tympanic segment of facial nerve, BB: Bill's bar, SV: superior vestibular nerve, SA: superior canal ampulla, SS: superior semicircular canal, LS: lateral semicircular canal, OS: ossicles.

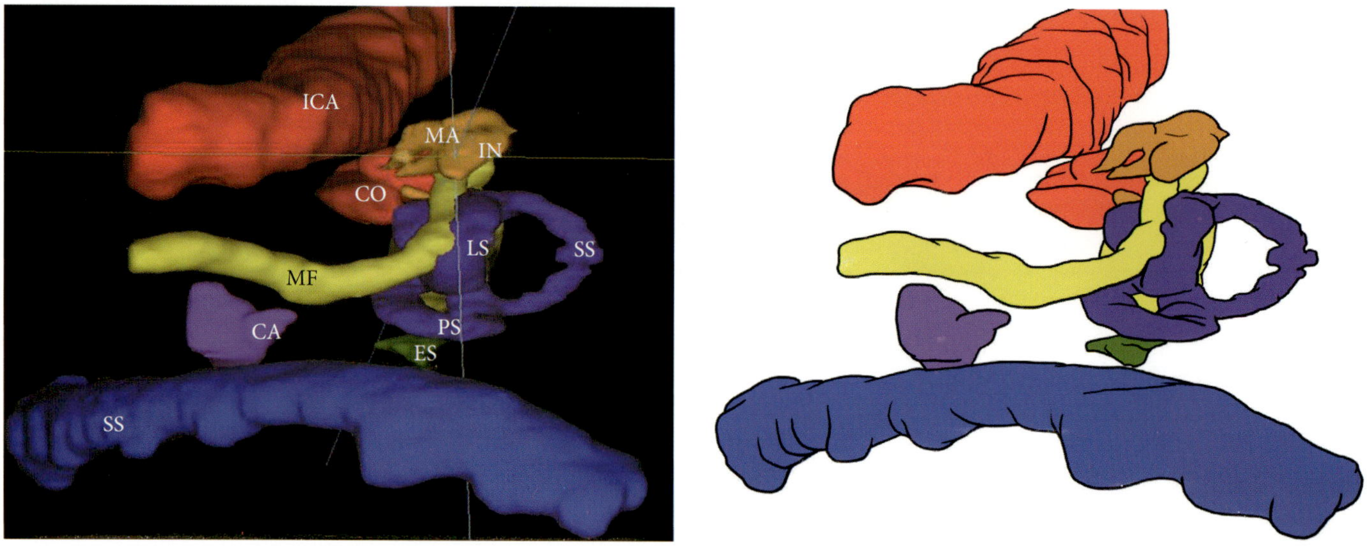

Fig. 2-8. 중두개와 접근법시 내이도와 Bill's bar, 슬신경절, 내경동맥의 관계. 좌측 측두골 superior view. lateral view. ICA: internal carotid artery, MA: malleus, IN: incus, CO: cochlea, MF: mastoid segment of facial nerve, LS: lateral semicircular canal, SS: superior semicircular canal, PS: posterior semicircular canal, ES: endolymphatic sac, SS: sigmoid sinus, CA: cochlear aqueduct.

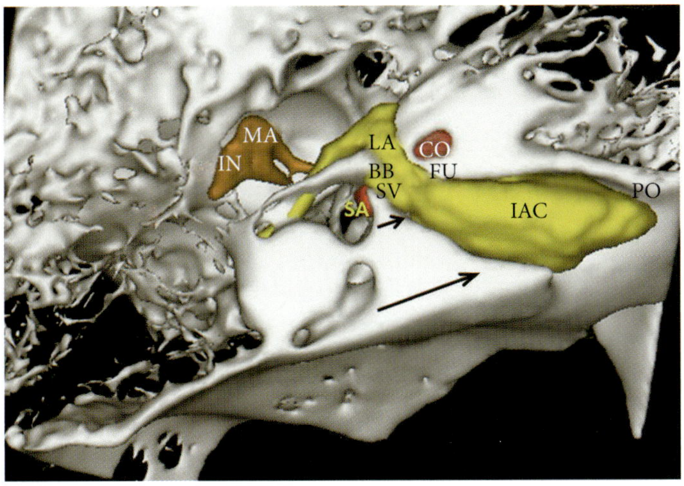

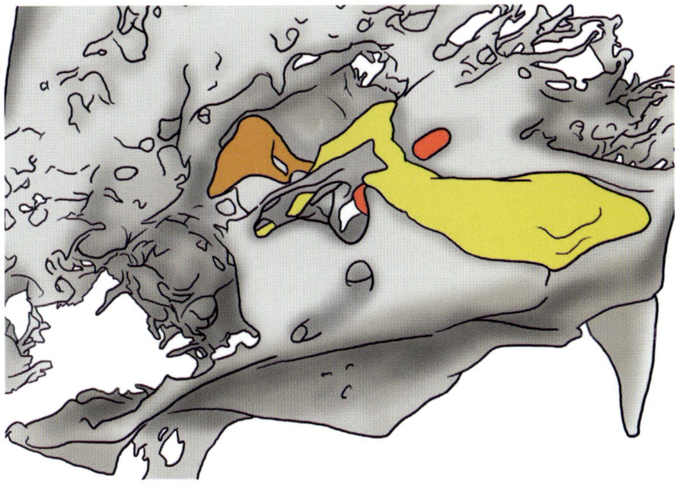

Fig. 2-9. 좌측 측두골 중 골부를 제외한 나머지 구조물의 상대적 위치관계. 상반고리관의 팽대부의 기저부는 내이도에서 상전정신경을 찾는 지표가 된다. Bill's bar에 의해 상전정신경과 안면신경의 미로분절을 구분할 수 있으며 내이도의 천정부보다 입구 부분을 wedge 형태로 깊이 드릴해야 외이도 전체를 노출시킬 수있다(arrow). 좌측 측두골의 superior view. 상반고리관과 외이도의 상관관계. IAC: internal auditory canal, PO: porus of IAC, FU: fundus of IAC, CO: basal turn of cochlear, LA: labyrinthine segment of facial nerve, BB: Bill's bar, SV: superior vestibular nerve, SA: superior canal ampulla, MA: malleus, IN: incus.

Highlights

1. 측두골의 내부에는 주요 구조물이 복잡하게 위치하고 있기 때문에 측두골 해부실습은 정확한 지표(landmark)를 확인하고 주요 구조물의 위치와 주변과의 상호 관계를 입체적인 시각에서 이해하면서 진행해야 한다.
2. 수술시 골부지표(surgical bony landmarks)는 외측면에 Henle's spine, Macewen's triangle, temporal line, mastoid tip이 있으며, 내측면에 mastoid antrum, Koerner's septum이 있다.

CHAPTER 03 Basic Mastoidectomy

Landmarks:

Zygomatic root
Temporal line
Henle's spine
Suprameatal triange
Posterior ear canal wall
Mastoid tip

측두골 표면의 해부학적 지표

Dissection을 시작하기 전에 측두골 표면의 해부학적 지표를 확인한다. 전방으로 외이도, zygomatic arch, 하방으로 mastoid tip, 상방으로 temporal line을 확인한다. 외이도공 후상방에 위치한 suprameatal Henle's spine와 그 직후방의 suprameatal triangle of Macewen을 확인한다. Temporal line은 zygomatic arch 상연에서 후방으로 mastoid cortex에 연속적인 융기로서 temporalis muscle insertion의 inferior limit이다. matoid process (tip)의 외측 벽은 sternocleidomastoid muscle이 insertion되는 부위이다(Fig. 3-1).

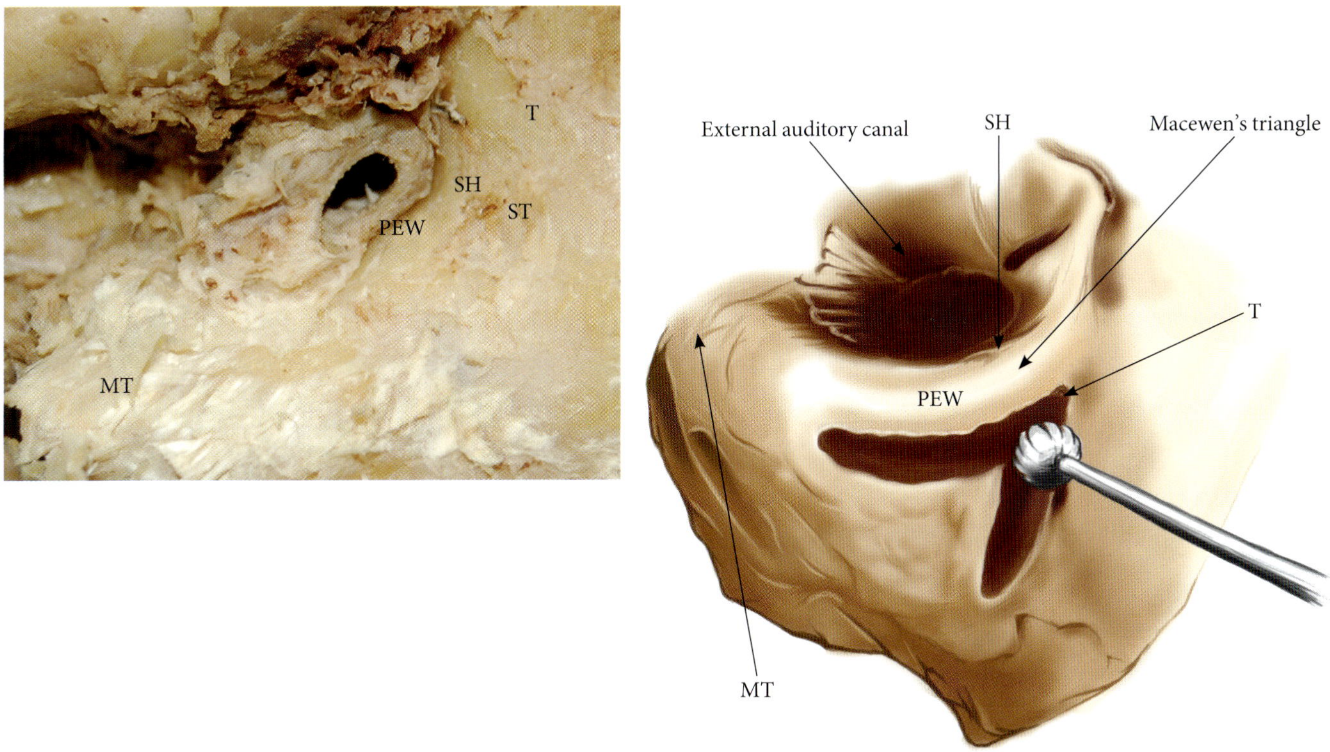

Fig. 3-1. Mastoid cortex (left). Z: zygomatic root, T: temporal line, SH: Henle's spine, ST: suprameatal triangle, PEW: posterior ear canal wall, MT: mastoid tip.

처음 cortical bone을 갈기 시작할 때는 사용할 수 있는 가장 큰 burr와 suction irrigator를 사용하도록 한다. Cortex는 temporal line에 인접한 dura, 후방의 sigmoid sinus, 전방의 외이도를 만나기 전까지는 중요한 구조물 없이 비교적 안전한 부위이므로 dissection을 가능한 빠르게 진행하여 posterior tympanotomy, facial nerve decompression 등 심층 구조의 dissection에서 집중과 노력이 필요하게 될 때를 위해 시간과 에너지를 절약하도록 한다. Irrigation을 충분히 하여 dissection field에 bone dust가 쌓이지 않도록 하면 깨끗하고 선명한 시야를 얻을 수 있다. 또한 irrigation은 burr의 과열을 막고 burr 칼날 사이에 bone dust가 clogging되는 것을 막음으로써 cutting 속도를 좀 더 빨리 할 수 있도록 한다.

피질골 제거 및 유양동 삭개 *saucerization*

첫 번째 drill cut은 Henle's spine 직후방에서 시작하여 temporal line을 따라 sinodural angle까지 일직선으로 시행한다. Temporal line은 middle fossa dura의 level을 나타내는 landmark로 사용되며 이 선이 dissection의 위쪽 경계가 된다. 두 번째 drill cut은 첫 번째 cut에 수직으로 외이도 직후방을 따라 mastoid tip쪽을 향해 drilling 한다.

First cut에 평행하게 dissection을 점점 깊이 진행하여 middle fossa dural plate를 찾아나가고 후방으로는 sinodural angle을 만날 때까지 진행한다. 앞쪽으로는 EAC 상방, zygomatic root쪽으로 dissection을 확장시킨다. Second cut은 first cut으로부터 mastoid tip까지 외이도 후벽을 따라 평행하게 진행한다. 윗쪽으로는 first cut의 선을 넘지 않도록 하여 dura 의 손상을 예방한다.

두 선이 만나는 지점이 가장 깊게 드릴링 되도록 하면서 유양동 피질골의 dissection을 진행한다. 이 두 선이 만나는 지점은 외이도 상극(Henle's spine)의 바로 뒷부분에 해당하며, 이 부분을 외이도상삼각(suprameatal triangle of Macewen)이라고 부르는데 이 아래에 유양동(mastoid antrum)이 위치한다. 이와 같이 두 dissection line이 교차하도록 하면서 suprameatal triangle (Macewen's triangle) 위치가 가장 깊게 되도록 dissection을 진행한다.

후방으로는 sigmoid sinus의 윤곽이 나타날 때까지 drilling하는데 피질골은 sigmoid sinus 위치보다 더 뒤쪽까지 제거하여 튀어나온 피질골에 의해 유양동 내부 구조가 가려지지 않도록 한다. Sigmoid sinus는 하방으로 내려가 유돌첨에 도달하기 전 전내측 상방으로 꺾여 올라가며 jugular bulb를 형성하게 되는데 상방으로 꺾이기 전까지 윤곽화시키도록 한다. Sigmoid sinus를 따라서 하방으로 진행하던 dissection은 sigmoid sinus가 jugular bulb 를 형성한 지점 이후로도 하방으로 dissection을 진행하여 mastoid tip의 2~3 large air containing cells를 열고 digastric ridge까지 진행한다. 외이도 후벽은 충분히 얇게 하는 것이 좋다. 다만 지나치게 얇게 갈면 지연성 위축으로 외이도 후벽의 결손이 발생할 수 있으니 조심해야 한다.

유양동(mastoid antrum)을 찾기 위해 드릴링하기 전 광범위한 피질골 제거가 선행되어야 한다. 즉, 피질골 쪽이 넓고 유돌동으로 들어갈수록 좁은 접시 모양(saucerization) 을 이루도록 해야 한다. 위쪽 경계는 후방으로 정맥동경막각(sinodural angle)에서부터 전방으로 협골근(zygomatic root)까지, 앞쪽 경계는 외이도 후벽, 아래쪽 경계는 유돌첨(mastoid tip)으로 광범위한 유양동 삭개(saucerization)가 이루어져야 한다.

Landmarks:

Posterior ear canal wall
Mastoid tip
Sigmoid sinus
Sinodural angle
Tegmen tympani

피질골을 넓게 제거하지 않고 constricted dissection 하면 cortical bone overhang에 의해 시야가 가려져서 mastoid 안쪽에 깊이 위치한 구조물들을 제대로 보기 어려울 뿐만 아니라 cortical bone overhang에 기구가 걸려서 자유로운 instrumentation이 방해받게 된다. Antrum, posterior tympanotomy 등의 중간 단계 뿐만 아니라 temporal bone dissection의 마지막 단계에서 labyrinthectomy 및 internal auditory canal을 찾기 위해 saucerization은 필수적인 과정이다.

중두개와 경막판 *middle fossa dural plate* 의 확인

유양동(mastoid antrum)과 상고실부(epitympanum)의 노출 및 접근을 쉽게 하기 위해서 중두개와 경막판(middle fossa dural plate)을 잘 노출시키는 것이 중요하다. 측두선(temporal line) 부위의 피질골 색깔이 약간 푸른 빛으로 변하면 dural plate가 인접했음을 의미하는 것으로 이런 색깔 변화가 있을 때까지 drilling한다. Dural plate를 따라 피질골 edge가 튀어나온 부위를 둥글게 갈아내어 saucerization을 완성한다. 두꺼운 경막판이 제거되고 나면 cutting burr는 얇은 경막판을 골절시키고 경막에 손상을 일으킬 수 있으므로 diamond burr로 바꾸어 dissection을 진행한다(Fig. 3-2).

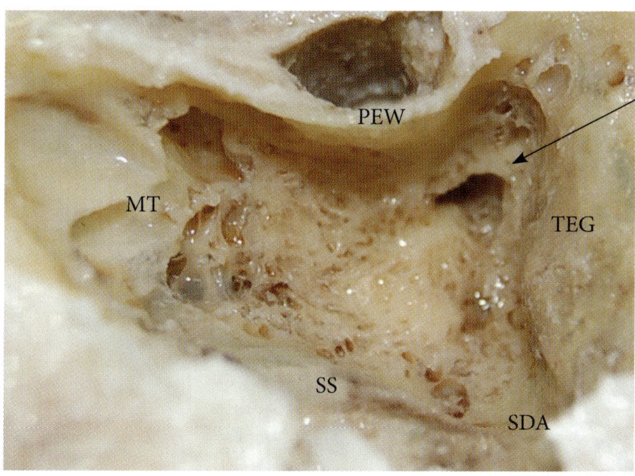

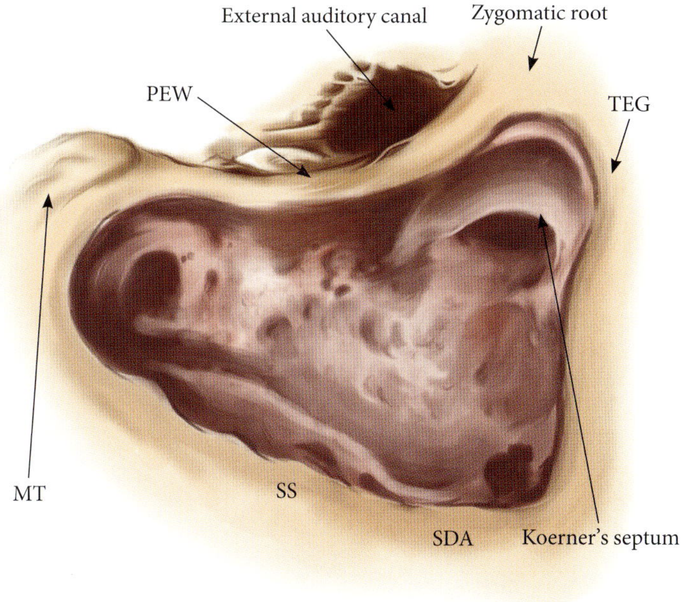

Fig. 3-2. Mastoidectomy and saucerization. PEW: posterior ear canal wall, MT: mastoid tip, SS: sigmoid sinus, SDA: sinodural angle, TEG: tegmen tympani.

S상 정맥동 *sigmoid sinus* 의 확인

Mastoidectomy의 후방 경계인 S상 정맥동(sigmoid sinus)의 확인을 시작한다. 측두골 해부 실습에서는 temporal bone이 함기화가 잘 되어있는 경우가 종종 있는데 이 경우 sigmoid sinus를 노출하기 위해서 상당한 cortical bone을 제거해야 한다. Sigmoid sinus 근처에서 air cell이 없어지며 얇은 경막판만 남게 되면 드릴 소리가 고음으로 바뀌고 색깔은 내부의 sigmoid sinus의 정맥혈이 비쳐서 푸른빛을 띠게 된다. 이러한 sign을 유심히 관찰하며 sigmoid sinus를 찾은 후 S상 정맥동(sigmoid sinus)을 따라 유돌첨(mastoid tip)을 향해 하방으로 드릴링을 시행한다. S상 정맥동(sigmoid sinus)은 점점 깊어지면서 전방으로 진행하여 경정맥구(jugular bulb)로 향하게 된다.

Middle fossa와 posterior fossa 모두 dural plate는 air cell이 적고 치밀하게 되어 burr의 소리가 high pitch로 변하게 되므로 dissection 과정 중 burr sound가 고음으로 바뀌면 주의 하도록 한다. 중두개와 경막판은 골조직이 치밀해지면서 실제 수술시야에서는 dura를 따라 주행하는 혈관에 의해 흰색 골판이 분홍빛으로 변하고 지속적인 출혈을 만나게 된다. 사체 실습에서는 이와 같은 현상은 나타나지 않으므로 치밀한 골조직과 고음의 드릴 소리를 유념하여 중두개와 경막판을 찾는데 도움이 되도록 한다. 후두개와 경막판도 비슷한 신호를 사용하여 골격화하는데 대개 후두개와 경막판보다 sigmoid sinus를 먼저 만나게 된다. Sigmoid sinus에 근접하게 되면 흰색 골판은 sinus 내부의 정맥혈에 의해 푸른빛으로 바뀌게 되며 이와 같은 색깔 변화는 사체 측두골에서도 흔히 관찰할 수 있으므로 후두개와 경막판 및 sigmoid sinus를 골격화할 때 유념하도록 한다. Sigmoid sinus를 찾고 나면 middle fossa plate와의 사이인 sinodural angle에 있는 air cell을 제거한다. Sigmoid sinus 하방으로는 큰 air cell들이 있는 mastoid tip이 존재하는데 sigmoid sinus 외측으로는 중요 구조물이 없으므로 tip의 air cell들을 제거하여 jugular bulb의 노출을 좋게 한다. 이 단계에서 landmark는 middle fossa plate, sinodural angle, sigmoid sinus plate, mastoid tip air cells, thinned posterior EAC wall이 되며 landmark가 정확하고 완벽하게 dissection이 되어 있어야 그 다음 단계 dissection의 지표로 사용할 수 있게 된다(Fig. 3-2).

이복능 *digastric ridge* 의 확인

유돌첨(mastoid tip)을 얇게 드릴링하면 이복근(digastric muscle)의 골막이 노출된다. 이복능(digastric ridge)은 후방에서 전방, 외측에서 내측으로 주행하며 S상 정맥동(sigmoid sinus) 하방에서 시작하여 경유돌공(stylomastoid foramen)에서 끝나게 되며, 이복능(digastric ridge)의 골막은 경유돌공(stylomastoid foramen)에서 안면 신경초(facial nerve sheath)와 합쳐지게 된다. 따라서 이 부위에서 안면신경의 유양 분절을 확인할 수 있다. 이복능(digastric ridge)을 확인한 후 능 상부의 함기 봉소를 모두 제거한다.

Landmarks:

Posterior ear canal wall
Sigmoid sinus
Sinodural angle
Tegmen mastoideum
Fossa incudis
Lateral semicircular canal

유양동 *mastoid antrum* 확인

유양동(mastoid antrum)은 외이도 상극(Henle's spine)의 바로 뒤쪽인 Suprameatal triangle of Macewen 심부에 위치하고 있다. Pneumatization이 잘 된 temporal bone 에서는 추체 인상선(petrosquamous suture)의 한 부분인 추체인상격벽(Koerner's septum)을 발견할 수 있는데 이는 superficial mastoid cortex를 이루는 squamous bone과 deeper petrous bone의 융합을 나타내는 구조물이다. 이 구조물은 종종 초심자에게 labyrinth의 hard bone이나 lateral semicircular canal로 혼동하게 만들기도 한다. 외이도 후벽을 따라 thinning하면서 추체인상격벽을 열고 더 깊이 dissection을 진행하면 유양동(mastoid antrum)을 찾을 수 있다. 유양동(mastoid antrum)으로 들어가면 넓은 air-containing space가 나타나며 바닥에는 매끄럽고 단단한 외측반고리관의 윤곽을 볼 수 있다. 외측반고리관은 여러 구조물의 지표로 사용되는데 전상방에 fossa incudis와 epitympanum이 있고, 내하측으로 facial nerve의 2nd genu가 있다. 또한 외측반고리관과 sigmoid sinus 사이에 후반고리관이 존재한다(Fig. 3-3).

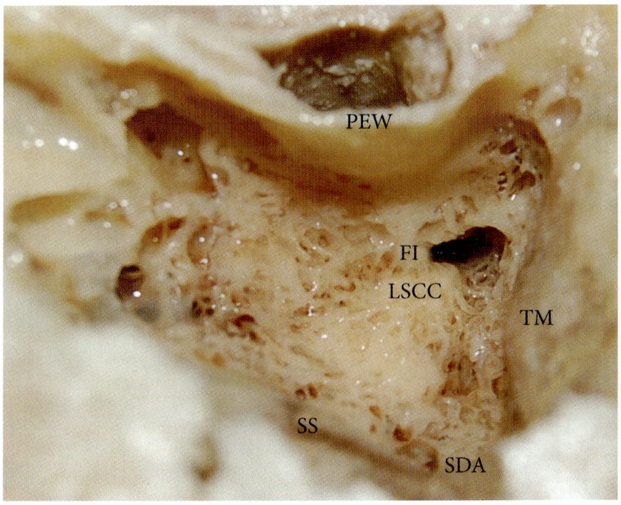

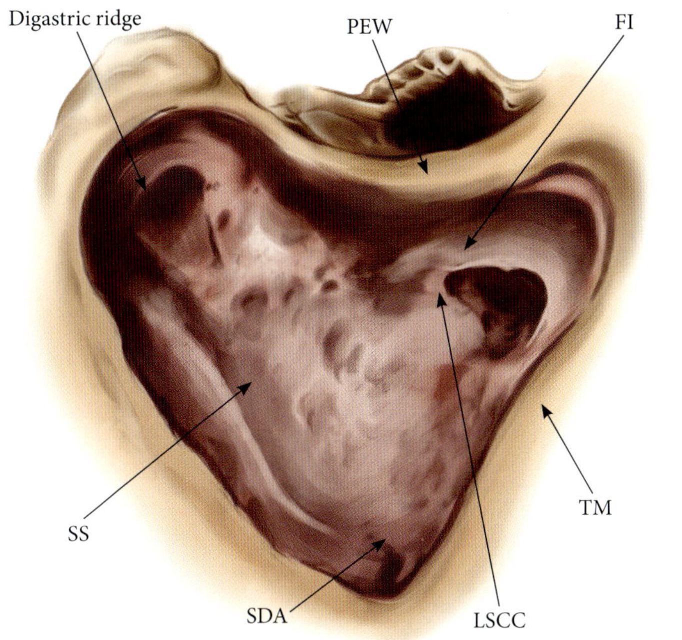

Fig. 3-3. Mastoid antrum. PEW: posterior ear canal wall, SS: sigmoid sinus, SDA: sinodural angle, TM: tegmen mastoideum, FI: fossa incudis, LSCC: lateral semicircular canal.

Landmarks:

Posterior ear canal wall
Tegmen tympani
Tegmen mastoideum
Sigmoid sinus
Lateral semicircular canal
Superior semicircular canal
Posterior semicircular canal
Fossa incudis
Incus

상고실 *epitympanum* 의 확인

외측반고리관의 전상방, zygomatic root쪽으로 외이도 후벽 상부와 중두개와 경막판 사이에 상고실이 위치한다. 작은 diamond burr를 이용하여 중두개와 경막판(middle fossa dural plate), 즉 고실개(tegmen tympani)를 얇게 만들어 준다. 이때 중두개와 경막판과 외이도의 손상에 주의한다. Irrigation을 하면서 이 부분의 dissection을 진행하다 보면 물이 차 있을 때 fossa incudis에서 incus가 비쳐 보이는 것을 확인할 수 있다. 진행 방향은 앞쪽으로 협골근(zygomatic root)을 지나 하악와(glenoid fossa)를 향하도록 하며, 이 부위의 함기 봉소를 제거함으로써 고실개(scutum)의 손상 없이 상고실(epitympanum)을 노출시킬 수 있다(Fig. 3-4).

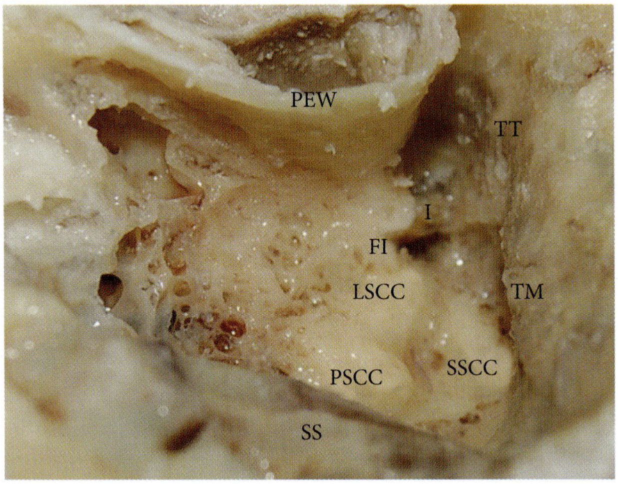

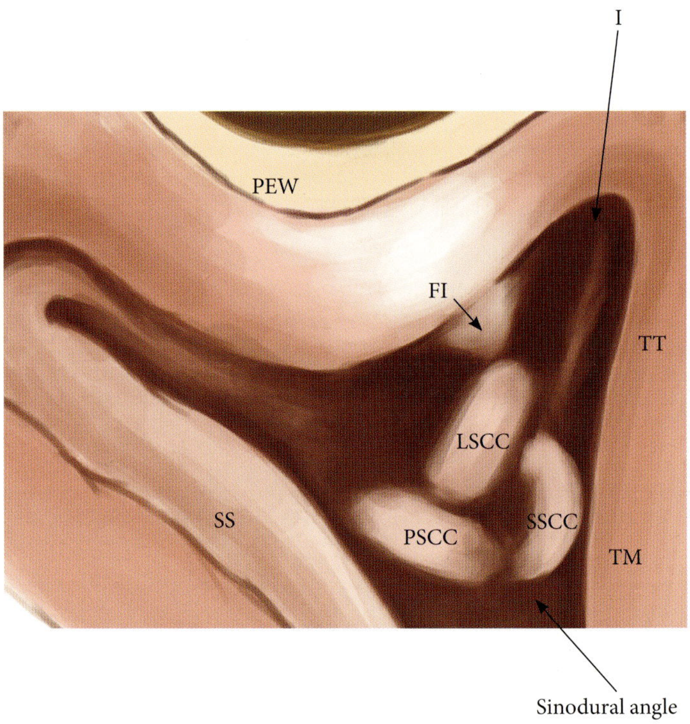

Fig. 3-4. Epitympanum. PEW: posterior ear canal wall, TT: tegmen tympani, TM: tegmen mastoideum, SS: sigmoid sinus, LSCC: lateral semicircular canal, SSCC: superior semicircular canal, PSCC: posterior semicircular canal, FI: fossa incudis, I: incus.

단순 유양돌기 절제술의 완성

안면신경은 외측반고리관의 하방에 약간 내측으로 존재하며 외이도 후벽을 충분히 얇게 하면서 facial recess 부근의 뼈를 drilling 해가면서 찾는다. 충분한 양의 물로 irrigation 하여 bone dust를 제거하여 drilling하고 있는 뼈를 깨끗이 잘 볼 수 있도록 한다. Facial nerve에 근접하게 되면 facial nerve sheath와 이를 따라 주행하는 혈관에 의해 실제 수술에서는 분홍빛으로, cadaver dissection에서는 건조한 흰색으로 보이는 안면 신경이 드러나게 된다. 외측 반고리관과 이복능(digastric ridge)을 확인하고 이보다 외측에 있는 골을 모두 제거한다. 또한 미로주위 함기 봉소 및 정맥동경막각(sinodural angle)의 함기 봉소를 모두 제거하면 단순 유양돌기 절제술을 완성할 수 있다.

Dissection tips

1. Burr를 쓸 때 손잡이는 연필 쥐듯이 잡고, 4, 5번째 손가락을 지지대로 쓰는 것이 안정적이다.
2. Burr의 크기를 선택할 때에는 수술 시야를 가리리지 않는 범위에서 가능하면 큰 직경의 burr를 쓰는 것이 안전하다.
3. 피질골을 드릴링하고 중요 수술 지표가 되는 구조물을 확인할 때까지는 절단형 burr를, 경막, S자정맥동이나 안면신경 위의 얇은 뼈에서는 다이아몬드 burr를 쓰는 것이 좋다
4. 지속적인 압력보다 간헐적으로 가벼운 압력으로 burr를 유양돌기에 대고 드릴링 하는 것이 좋으며, 절단형 burr로 삭개할 때에는 burr의 옆면을 이용하여야 한다.
5. 중요한 구조물과는 평행하게 burr를 움직여 드릴링하는 것이 안전하다.

실제 수술시 고려해야 할 사항

1. 유양돌기의 드릴링시 가능하면 주변의 중요 구조물(특히 중두개와 경막, S형 정맥동)을 확인하면서 넓게 갈아야 한다.
2. 좁은 부위를 삭개할 때에는 burr의 뒷면이 다른 구조물에 닿지 않도록 주의해야 하고, 깊은 곳을 드릴링 할때에는 burr shaft가 인근 구조물에 닿지 않도록 주의해야 한다
3. 드릴링시 지속적이고 충분한 세척은 매우 중요한데, 목적은 뼈가루를 제거하여 수술 시야를 확보하고 마찰열로 인한 손상을 예방하며 burr의 삭개면을 깨끗하게 유지하는 것이다.
4. 유양돌기를 드릴링 할때 뼈에서의 출혈은 다이아몬드 burr 혹은 bone wax로 지혈하고, 경막이나 S자 정맥동의 출혈은 전기 소작을 하되 단극을 쓰지 말고 양극을 사용한다.
5. Burr는 드릴링하고자 하는 구조물 근처에서 회전을 시작하고 멈추어야 하고, burr가 회전하는 동안에 수술 부위로 넣고 빼지 않는 것이 안전한 방법이다.

CHAPTER 04

Posterior Tympanotomy

Landmarks:

Posterior ear canal wall
Incudal buttress
Facial nerve
Chorda tympani nerve

안면신경와 *facial recess* 의 개방

안면신경와(facial recess)는 위로는 침골의 단돌기가 부착되는 침골와(fossa incudis), 앞으로는 고삭신경, 뒤로는 안면신경으로 경계되어지는 air cell tract이다. 유양동 내에서 안면 신경의 외슬(external genu) 및 하강 분절을 확인하고 안면신경와(facial recess)의 개방을 시작한다.

현미경의 배율을 10배로 올리고 광원의 밝기도 최대한 올린다. 많은 양의 물로 irrigation하여 drilling하고 있는 뼈의 색깔 및 조직의 변화를 민감하게 알아챌 수 있도록 한다. 변화가 나타나기 전까지는 cutting burr를 이용하고 뼈에 색깔 등의 변화가 나타나면 diamond burr를 이용한다. 색깔 변화는 안면신경초가 노출되기 전에 미리 나

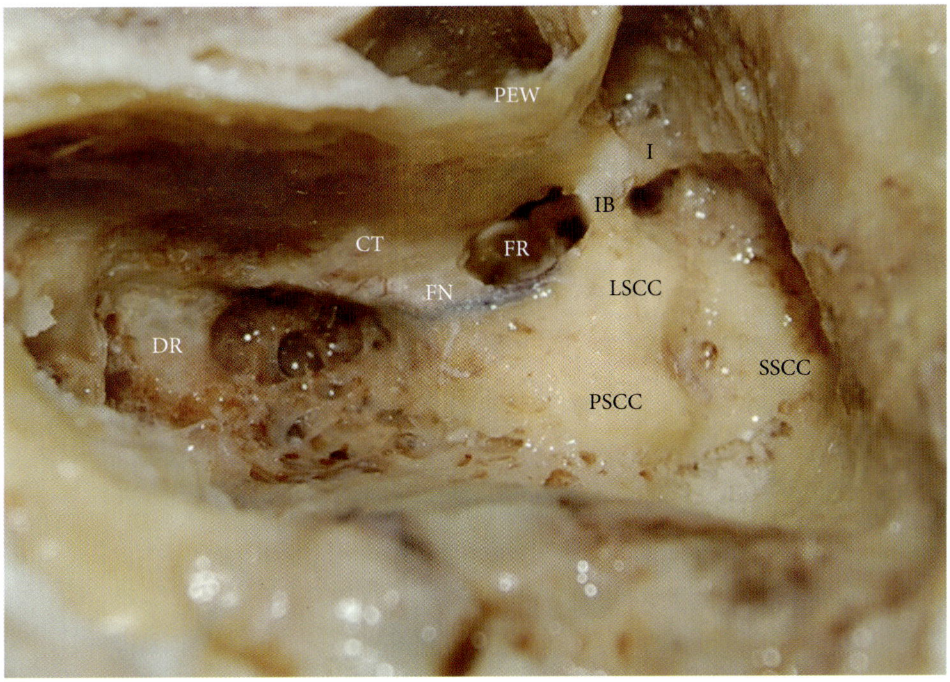

Fig. 4-1. Facial recess. PEW: posterior ear canal wall, I: incus, IB: incudal buttress, FR: facial recess, FN: facial nerve, CT: chorda tympani nerve, DR: digastric ridge, LSCC: lateral semicircular canal, SSCC: superior semicircular canal, PSCC: posterior semicircular canal.

타나므로 이를 이용하여 안면신경 위에 얇은 층의 뼈를 보존해 놓도록 한다. 외이도 후벽을 얇게 해야 안면신경와의 개방이 가능하다. 기구의 그림자가 외이도 후벽을 통해 비쳐 보일 정도로 얇게 만들도록 한다. 그러나 외이도벽을 뚫거나 chorda tympani nerve, annulus를 손상해서는 안 된다. 안면신경초(facial nerve sheath)를 지표로 하여 안면신경 하강분절을 따라 하방으로, 내측으로는 안면신경와(facial recess)의 바닥을 따라 중이강 안쪽으로 안면신경을 윤곽화(skeletonization)한다. 안면신경와의 너비는 2~3 mm를 넘지 않으므로 2 mm 이하 diamond burr가 필요하다. 하방으로 드릴링시 안면신경에서부터 분지되는 고삭신경을 확인할 수 있다. 고삭신경은 전방 외측으로 주행하여 고실륜(annular edge)에서 고막과 접하게 되므로, 고삭신경을 찾아 그 내측으로 dissection을 진행하면 고막의 손상을 방지 할 수 있다(Fig. 4-1).

안면신경와 *facial recess* 를 통한 중이 관찰

안면신경와(facial recess)를 충분히 개방하면 안면신경의 수평 분절, 침골의 두상돌기(lenticular process), 침골등골관절, 등골의 두부, 등골건, 와우상돌기(cochleariform process) 등이 관찰 가능하다. 안면신경와를 아래쪽으로 더 확장하면 정원창도 쉽게 관찰할 수 있다(Fig. 4-2). 안면신경와의 상방과 침골 단돌기 사이에 골 지지대는 'incudal buttress'라고 하며 보존하도록 한다. 이 지지대를 drilling하면 침골 단돌기에 부착된 인대가 손상되어 침골 탈구가 발생하게 된다. 그러나 고실동(tympanic sinus)이나 전상고실와는 이 방법으로 관찰되지 않는다.

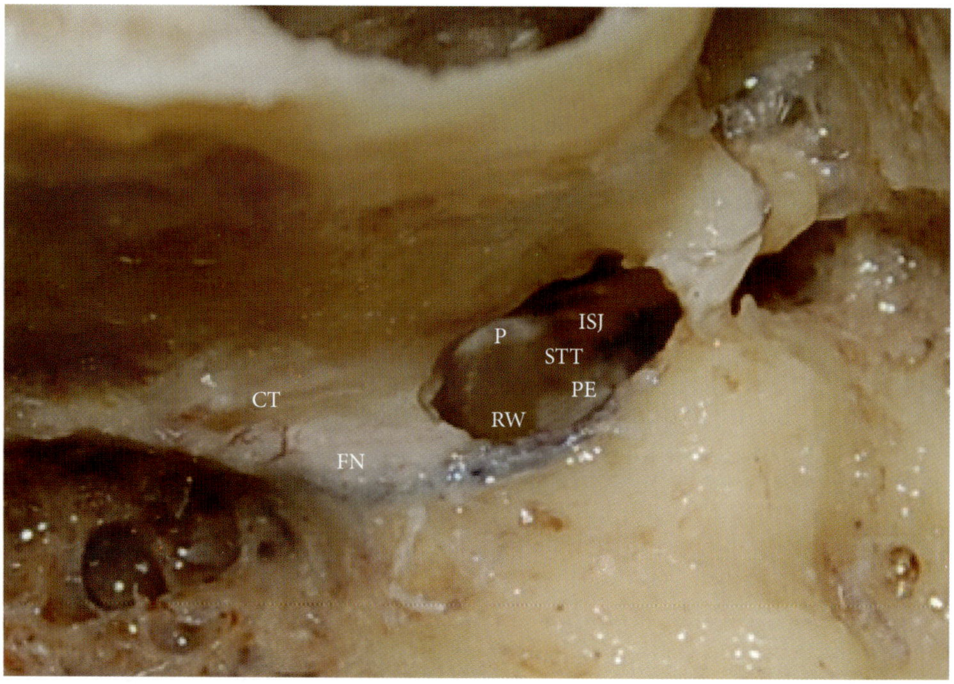

Fig. 4-2. Middle ear exploration via posterior tympanotomy. P: promontory, ISJ: incudo-stapedial joint, STT: stapedial tendon, PE: pyramidal eminence, RW: round window, FN: facial nerve, CT: chorda tympani nerve.

Dissection tips

1. 후고실개방술을 안전하게 하기 위해서는 외이도 후벽을 얇게 드릴링 해야 한다. 단 지나치게 얇게 갈면 지연성 위축으로 외이도 후벽의 결손이 발생할 수 있으니 조심해야 한다.
2. 상고실을 개방하여 침골와에서 침골단각과 그 후방의 외반규관을 먼저 확인하면 안면신경와의 함기세포와 안면신경의 제2슬부를 찾을 수 있다.
3. 안면신경와 개방시 외이도 벽을 뚫거나 chorda tympani nerve, annulus를 손상시키지 않도록 주의해야 한다.

실제 수술시 고려해야 할 사항

1. 후고실개방술로 안면신경와를 개방하는 목적
    - 후방의 유양동으로부터 중이강, 안면신경와와 침등골관절 주변의 병소를 확인하고 제거
    - 유양동구 이외의 추가적인 유양동과 중이의 함기 통로
    - 안면신경 고실분절의 수술시야를 확보
    - 인공와우이식술을 할때 수술창을 만들 목적
2. 안면신경의 손상을 방지하기 위하여 지속적으로 흡인관류기를 사용하고, 술중 안면신경감시기를 사용하며, 안면신경의 경로를 육안으로 확인하면서 실시해야 한다.

CHAPTER 05

Transmastoid Facial Nerve Decompression

Landmarks:

Incus buttress
Fossa incudis
Facial nerve
Chorda tympani
Lateral semicircular canal
Digastric ridge
Cochleariform process

단순 유양돌기 절제술 *simple mastoidectomy*

1. 경유양동 안면신경 감압술을 위한 단순 유양돌기 절제술은 침골와부터 이복능까지 안면신경이 충분히 노출될 수 있도록 피질골을 삭개(saucerization)시키고 유양동 첨부가 충분히 노출될 때까지 시행한다.
2. 유양동(mastoid antrum)을 찾고 외이도 골벽을 충분히 얇게 만들어(thinning) 후고실개방술(posterior tympanotomy)을 위한 시야를 확보해 두어야 하는데 이때 외이도 후벽에 손상이 가지 않도록 주의한다.
3. 이복능(digastric ridge)의 앞쪽 연장선상에 위치한 안면신경의 유돌분절(mastoid segment) 신경초(nerve sheath)가 경유돌공(stylomastoid foramen)으로 나가는 부위까지 함기세포(air cells)를 충분히 제거해 두는 것은 안면신경 전장(全長)을 노출시키기 위해 필요하다(Fig. 5-1).

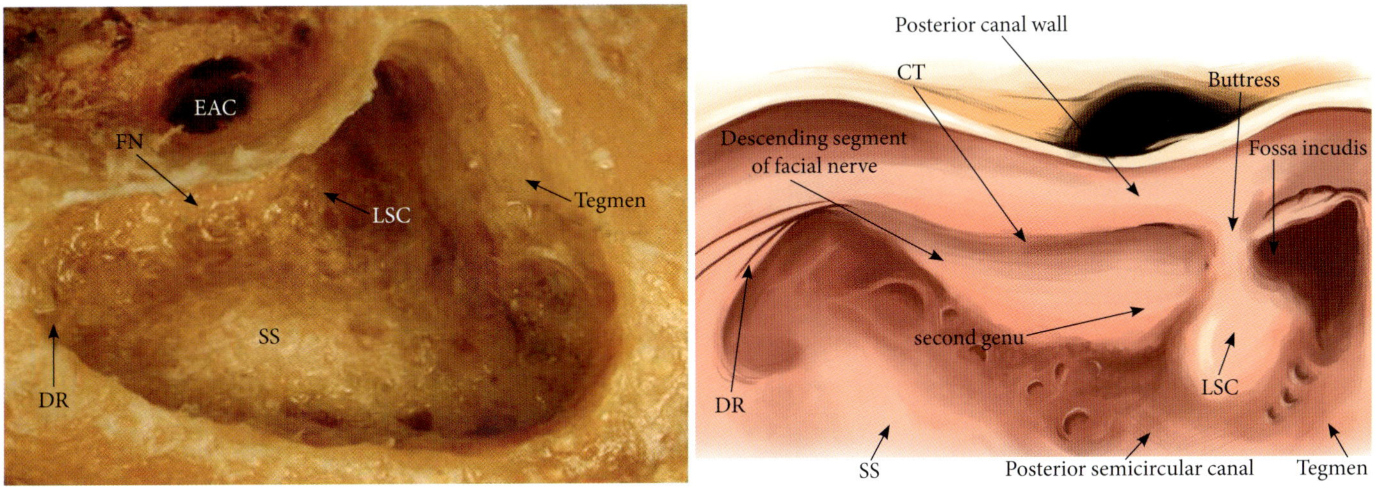

Fig. 5-1. 단순 유양돌기 절제술을 마친 후 사진과 모식도. 안면신경의 유돌분절이 이복능의 앞쪽 연장선상에 있음을 관찰할 수 있다. DR: digastric ridge, FN: facial nerve, SS: sigmoid sinus, LSC: lateral semicircular canal, CT: chorda tympani, EAC: external auditody canal.

안면신경와 *facial recess* 개방 *posterior tympanotomy*

1. 경유양동 안면신경 감압술을 위해 안면신경와를 충분히 개방하는 것은 매우 중요하다.
2. 안면신경의 유돌분절은 측반고리관(lateral semicircular canal)의 외측부와 비슷한 높이에서 대개의 경우 내측(medial side)으로 주행하므로 이를 염두에 두고 후고실개방술을 시행한다.
3. 먼저 유양동의 바닥에서 측반고리관이 확인되면 침골(incus)의 단각과 체부의 일부가 보일 때까지 상고실(epitympanum)을 열며 이때 침골에 드릴이 닿아 침골 및 연결된 이소골에 손상 주지 않도록 주의한다.
4. 3 mm, 2 mm, 1 mm 다이아몬드 버어(diamond burr)를 순차적으로 사용하여 후고실개방술을 시행하여 안면신경와를 개방한다. 후고실개방술의 경계는 상부가 침골 buttress(incudal buttress), 전방이 고삭신경(chorda tympani nerve), 후방이 안면신경(facial nerve)이다. 안면신경와의 상부(cephalic)는 넓고 하부(caudal)로 가면서 좁아지는 역삼각형 구조이므로 주요 경계와 구조물을 염두에 두고 큰 사이즈에서 작은 사이즈로 드릴을 바꿔가면서 진행한다.
5. 이때 안면신경과 고삭신경의 손상을 피하도록 특히 주의하고 침골-등골 관절(incudostapedial joint), 정원창(round window niche), 와우갑개(promontory)까지 잘 보이도록 최대한 넓은 후고실개방술이 경유양동 안면신경 감압술을 위해서 필요하다(Fig. 5-2).

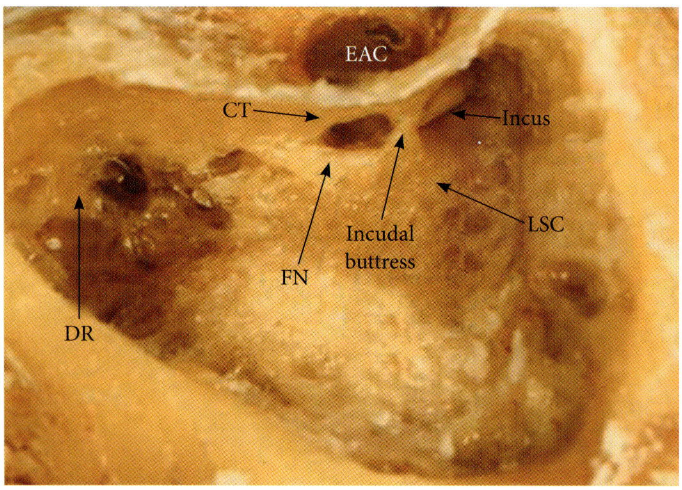

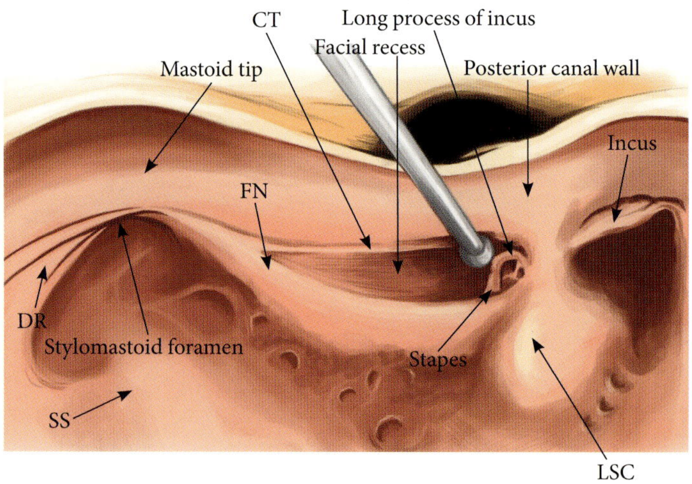

Fig. 5-2. 와우상돌기에서 경유양돌공으로 진행하는 안면신경관(고실분절, 외슬, 유돌분절)의 완전 노출. DR: digastric ridge, FN: facial nerve, SS: sigmoid sinus, LSC: lateral semicircular canal, CT: chorda tympani, EAC: external auditody canal.

안면신경 유돌분절 *mastoid segment* 및 외슬 *2nd genu* 의 윤곽화 *skeletonization*

1. 안면신경을 노출시키기 위해 안면신경골관이 보이는 부위까지는 커팅 버어(cutting burr)를 사용하지만 골관을 감싸는 피질골이 나오면 3~4 mm의 큰 다이아몬드 버어를 이용하여 안면신경골관의 뼈 두께가 일정하게 얇아지도록 신경관에 평행하게 드릴링 한다.
2. 안면신경의 유돌분절을 덮고 있는 신경관은 두께가 얇기 때문에 열에 의한 신경 손상을 방지할 목적으로 충분히 흡인 및 관류(suction and irrigation)하면서 드릴링 해야 한다.
3. 안면신경의 외슬부위는 침골의 단각의 직후하방에 위치하고 측반고리관의 직전하방에 위치하므로 이들 주요 구조물에 손상을 주지 않고 다이아몬드 버어로 전면과 외측면의 외슬 안면신경관을 얇게 드릴링한다.
4. 외슬에서 이복능과 연결되면서 경유돌공으로 빠져나가는 안면신경관의 유돌분절 전체가 완전히 노출되도록 드릴링을 진행하되 유돌분절의 후방 절반은 egg shell covering 형태로 남겨 둔다. 이것은 안면신경의 만족스러운 감압술과 신경관에 작은 구멍이 생겨 이곳을 통한 신경의 돌출(extrusion)을 방지하는데 필수적이기 때문이다.

안면신경 고실분절의 윤곽화 *skeletonization*

1. 안면신경와를 통하여 외슬 내측의 고실분절에 접근할 수 있는데, 전방으로는 슬신경절(geniculate ganglion)이 위치한 와우상돌기(cochleariform process)까지 접근할 수 있다. 또한 유양동–상고실 접근을 병행함으로써 보다 내측 안면신경까지 접근이 가능하다. 가장 작은 다이아몬드 버어를 이용하며 낮은 속도로 회전방향은 이소골 연쇄에서 멀어지는 방향으로 하여 침골 아래로 조심스럽게 드릴링하되 충분한 흡인 및 관류하면서 진행한다.
2. 앞쪽에서 와우상돌기를 향하고 있는 안면신경의 고실분절을 확인한다(Fig. 5-2).
3. 측반고리관의 직하방에 있는 안면신경의 고실분절을 개방할 때에는 바로 상부에 존재하는 반고리관이 손상 받지 않도록 하연을 얇게 만든다.

안면신경의 "barber poling"

1. 안면신경 주위의 주요구조물에 대한 손상을 최대한 방지하기 위해 주요구조물을 피하면서 180도 신경관의 개방(unroofing)을 시도한다(Fig. 5-3).
2. 안면신경관의 180도 노출 방향은 안면신경의 분절별로 다음과 같으며, 그 모양이 barber pole과 비슷하여 "barber poling"이라고 부른다.
    - 안면신경의 유돌분절은 고삭신경 손상을 방지하기 위해 후방 180도 unroofing
    - 외슬 부위는 측반고리관 손상을 방지하고자 측방 180도 unroofing
    - 안면신경의 고실분절은 상부에 위치한 측반고리관 손상을 방지할 목적으로 하방 180도 unroofing

안면신경 고실분절의 추가 노출

1. 안면신경와와 유양동–상고실 접근을 통하여 안면신경의 고실분절의 감압술이 용이하지않을 경우 침골을 제거하면 보다 많은 시야와 working space를 확보할 수 있다(Fig. 5-4).
2. 필요하면 침–등골 관절을 분리하고 침골을 제거한 이후 침골을 생리식염수에 보관했다가 수술 끝에 원위치로 복원한다.

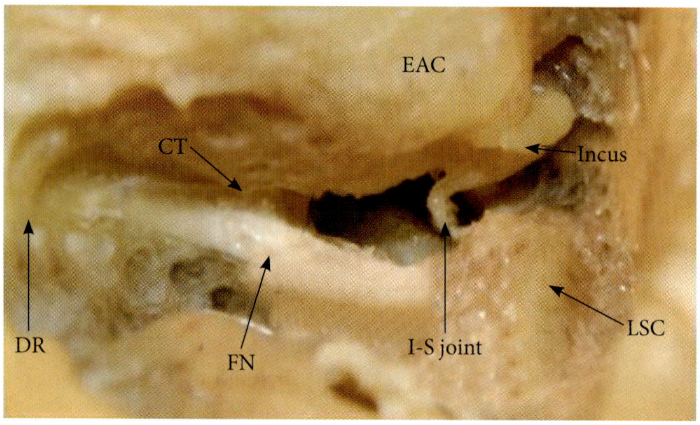

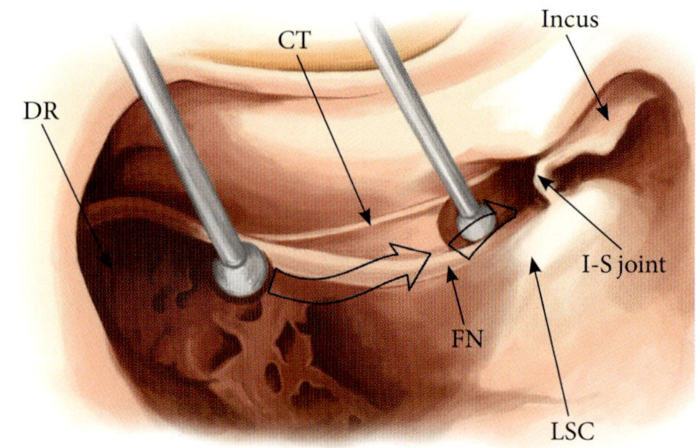

Fig. 5-3. 안면신경관의 노출을 위한 "barber poling drilling". 유돌분절은 후방 180도, 외슬은 측방 180도, 고실분절은 하방 180도 노출을 시도한다. DR: digastric ridge, FN: facial nerve, LSC: lateral semicircular canal, CT: chorda tympani, EAC: external auditody canal.

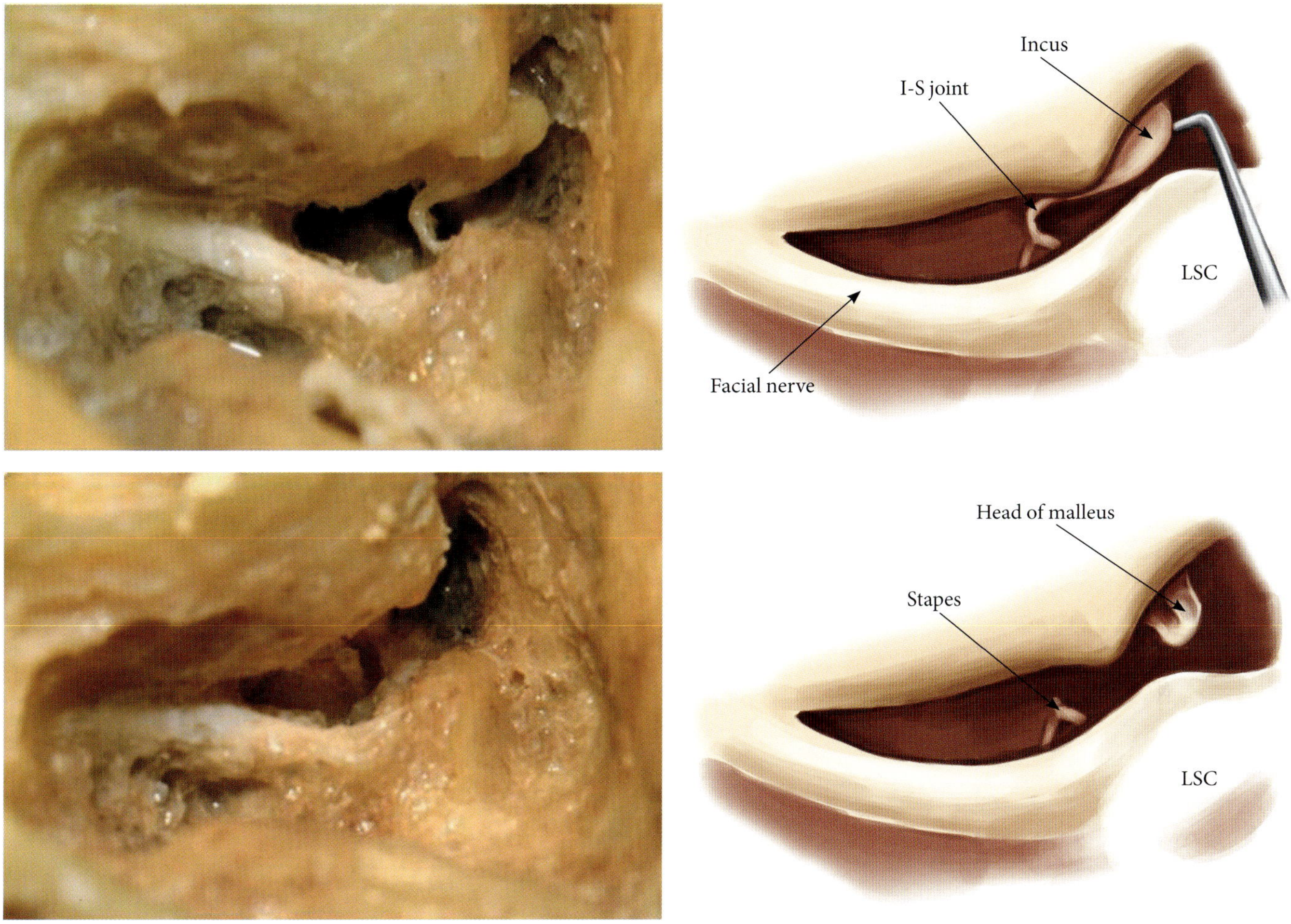

Fig. 5-4. 안면신경 고실분절 추가 노출을 위해 침골을 제거하기 전(상측)과 후(하측)의 그림. LSC: lateral semicircular canal.

안면신경초의 노출 *uncovering the sheath*

Whirlybird나 Rosen needle을 이용하여 안면신경관을 덮고 있는 얇은 eggshell bone을 부드럽게 비틀며 들어올려 제거한다. 이때 내측에 위치한 안면신경이 뼈 조각이나 기구에 눌려 손상받지 않도록 주의해야 하며, 뼈를 제거하는 과정에 지렛대 형식으로 기구를 사용하는 일이 없도록 주의한다(Fig. 5-5).

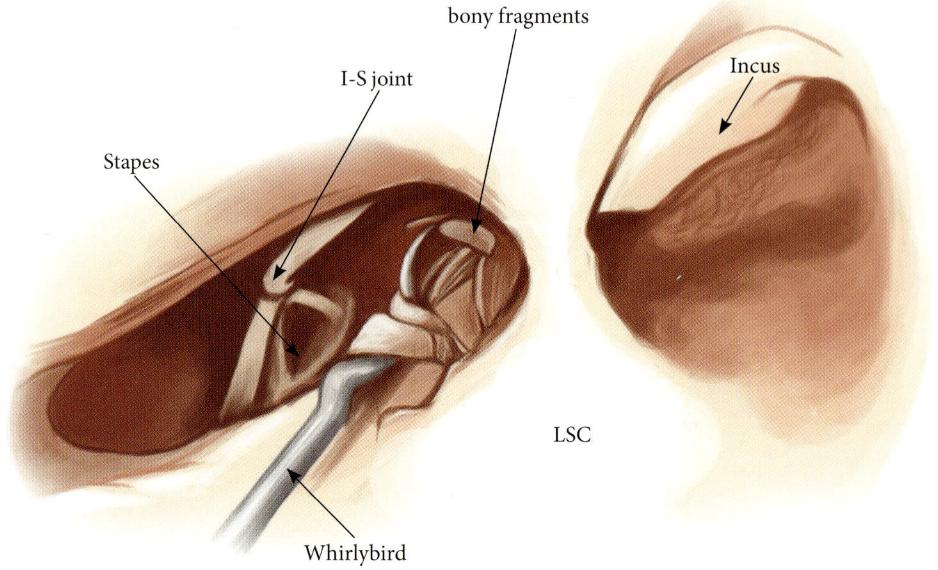

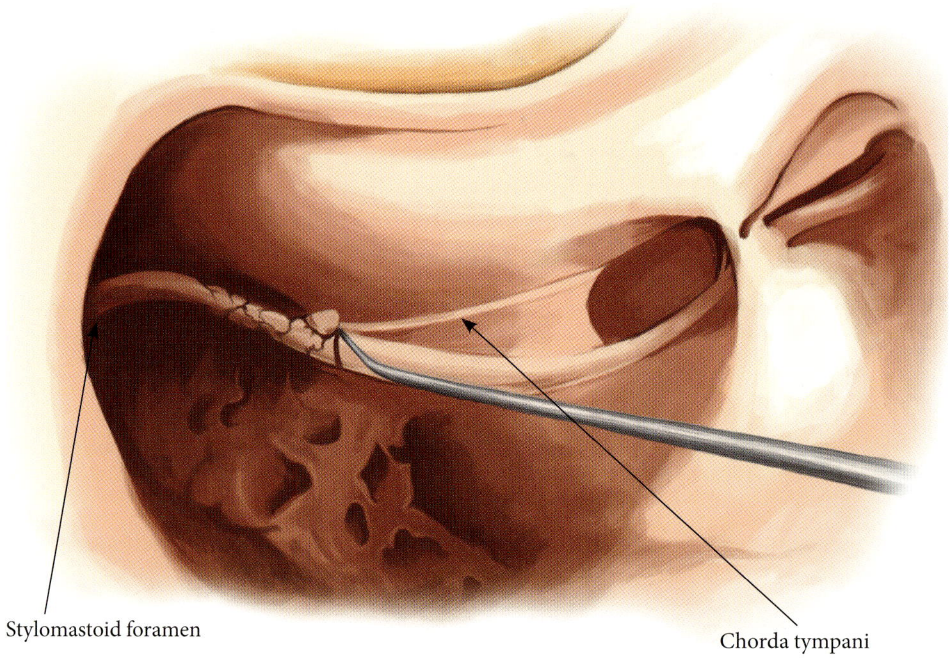

Fig. 5-5. 안면신경초의 노출. 얇게 덮인 안면신경관 뼈 조각을 안면신경에 손상을 주지 않도록 조심스럽게 제거한다. LSC: lateral semicircular canal.

안면신경초의 개방 *opening the sheath*

1. #59 Beaver knife를 이용하여 신경초를 신경관에 평행한 방향으로 개방한다. 안면 신경초는 상당히 질기고 두꺼워 칼날이 날카롭지 않을 경우 안면신경을 당김으로써 손상을 줄 수 있다.
2. 신경초의 epineurium은 흰색, 신경 자체는 좀더 회색빛을 띠므로 신경초 내의 회색을 띠는 신경섬유가 손상 받지 않도록 Beaver knife 및 미세가위(microscissors)를 이용하여 신경초를 세심하게 개방한다.
3. 신경초 개방 후 신경섬유를 수축시키고 있는 잔존하는 고리모양의 섬유성 띠가 있는지 확인하고 있을 경우 조심스럽게 분리하여 안면신경 감압술을 완료한다 (Fig. 5-6).

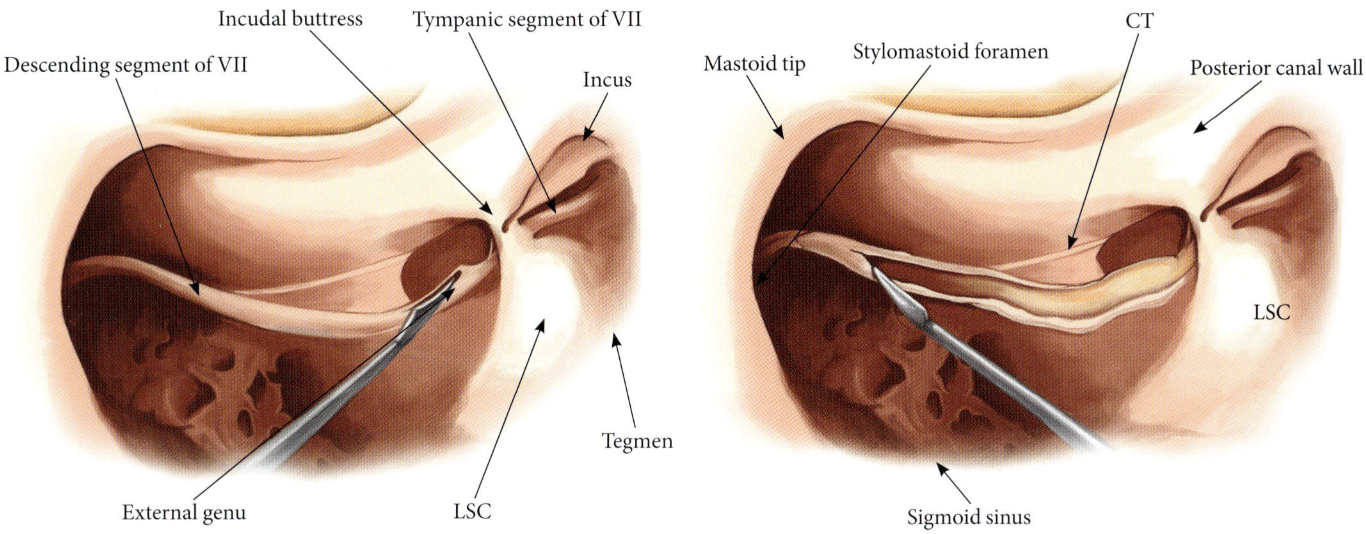

Fig. 5-6. 안면신경초의 개방 및 경유양동 안면신경 감압술을 완료. LSC: lateral semicircular canal, CT: chorda tympani nerve.

Dissection tips

1. 유양동 첨부가 충분히 노출될 때까지, 이복능의 앞쪽 연장선상에 위치한 안면신경의 유돌분절 신경초가 경유돌공으로 나가는 부위까지 함기화 세포를 충분히 제거해 두는 것이 필요하다.
2. 상고실을 개방할 때 드릴 버어가 침골의 단돌기에 닿지 않도록 내측에서 외측 방향으로, 즉 침골로부터 멀어지는 방향으로 움직여야하고 낮은 속도로 회전해야 한다.
3. 아래와 같이 barber poling 방식으로 안면신경을 감압한다.
   - 유돌분절은 고삭신경 손상을 방지하고자 후방 180° unroofing
   - 외슬 부위는 측반규관 손상을 방지하고자 측방 180° unroofing
   - 고실분절은 측반규관 손상을 방지하고자 하방 180° unroofing

실제 수술시 고려해야할 사항

1. 이복능은 외슬을 기준으로 안면신경의 위치를 찾는 것만큼 신뢰성이 있는 것은 아니다.
2. 안면신경을 덮고 있는 얇은 eggshell bone을 whirlybird나 double-curved hook, Rosen needle로 제거할 때 기구가 신경을 누르지않도록 주의한다.
3. 급성 혹은 만성 화농성 중이염, 진주종성 중이염에서 안면신경 감압술을 할 때에는 안면신경관 내에 육아조직이 있으면 손상부위 위, 아래의 안면신경관만 여는 안면신경 감압술을 시행한다.
4. 염증성 안면신경 마비에서 안면신경 감압술을 할 때에는 신경바깥막(epineurium)은 가능하면 열지 않는다.
5. 안면신경초 내의 육아조직은 안면신경의 영구적 손상의 위험 때문에 제거하지 않는다.

CHAPTER 06

Canal Wall Down Mastoidectomy

Landmarks:

Posterior canal wall
Facial nerve
Lateral semicircular canal
Facial ridge
Facial bridge
Buttresses (anterior and posterior)

공동개방 유양돌기 절제술을 하는 방법에는 아래 두가지 방식이 있는데, 이 책에서는 outside-in 방식으로 설명한다.

1. inside-out or atticotomy or transmeatal approach; 먼저 중두개와판(middle fossa plate)을 찾고, 외이도에서부터 중두개와판을 따라서 앞에서 뒤로 외이도를 넓히듯이 드릴링하는 방식.
2. outside-in or atticoantrotomy or transcortical approach; 단순 유양돌기 절제술, 상고실-유양동 개방술(atticoantrostomy)을 한 후 외이도 후벽을 드릴링하는 방식.

변형술식으로는 교각보존 유양돌기 절제술(Intact bridge mastoidectomy)이 있는데, 이는 병변의 제거를 위하여 충분한 시야를 확보할 수 있고, bony bridge를 유지함으로써 넓은 중이강을 확보하여 고실성형술과 이소골성형술을 위한 충분한 해부학적 구성을 제공할 수 있으며, 중이와 유양동간의 분리로 인하여 유양동폐쇄술에 유리한 술식이다.

전부벽(anterior buttress)은 외이도 후벽이 고실개(tegmen tympani)와 만나는 부분이다. 이를 완전하게 제거하여 중이강, 상고실과 고실개가 매끄럽게 연결되도록 한다. 후부벽(posterior buttress)은 외이도 후벽이 안면신경의 외측에서 외이도 바닥과 만나는 곳이다. 이 부분은 특히 개방이 충분하지 않은 경우 반흔을 형성하기 쉬운 부위로, 유양돌기 첨부에 눈에 보이지 않는 깊은 낭을 형성할 수 있다. 후부벽을 제거하는 가장 좋은 방법은 안면신경을 외측으로 골격화하여 안면신경능을 낮춘 이후에 후부벽과 외이도 후벽을 드릴링하여 외이도 바닥이 유양돌기 첨부로 자연스럽게 연결되도록 하는 것이다. Tegmen과 외이도의 바닥 사이에서 안면신경 외측에 있는 외이도 골벽의 뼈는 모두 제거한다. 유양동의 나머지 함기화세포들도 잘 삭개하여 넓은 접시모양을 이루도록 하며, 이는 실제 수술시 연부조직이 유양동을 잘 폐쇄하여 개방동을 축소시키도록 해 준다.

수술 후 지속적, 장기적 이루(draining ear)를 막기위해서는 유양동 함기화세포의 완전한 드릴링을 통하여 병소를 완전하게 제거해야 한다. 또한 self-cleansing mechanism의 달성을 방해하는 요소가 생기지 않도록 드릴링 해야 하는데, 그러려면 facial ridge를 충분히 낮추어서 high facial ridge에 의한 mastoid cavity의 배출 장애가 안생기도록 해주고 최종 mastoid cavity를 매끄럽고 둥글게 만들어서 mastoid cavity로의 배출 장애가 안 생기도록 하며 후부벽을 충분히 제거하여 외이도 바닥보다 최종 mastoid cavity의 바닥이 낮지 않도록 한다.

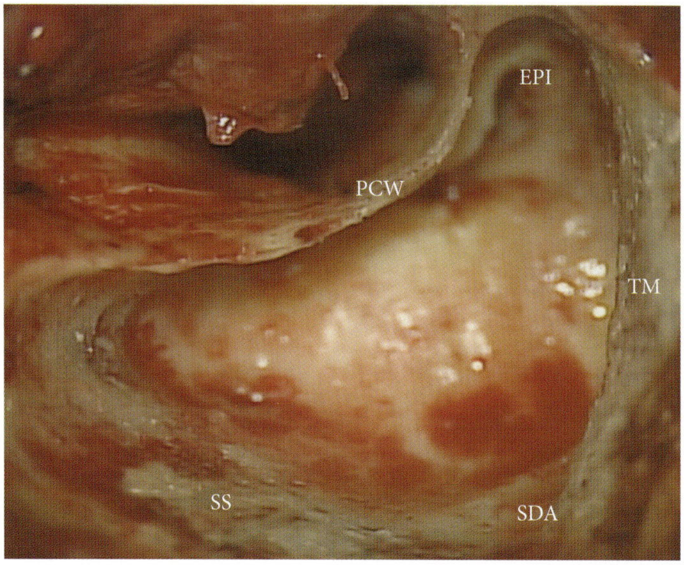

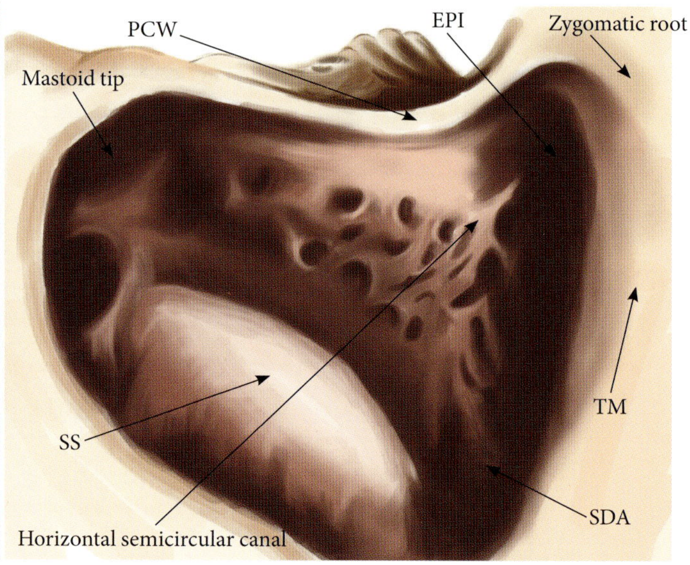

Fig. 6-1. PCW: posterior canal wall, SS: sigmoid sinus, SDA: sinodural angle, TM: tegmen mastoideum, EPI: epitympanum.

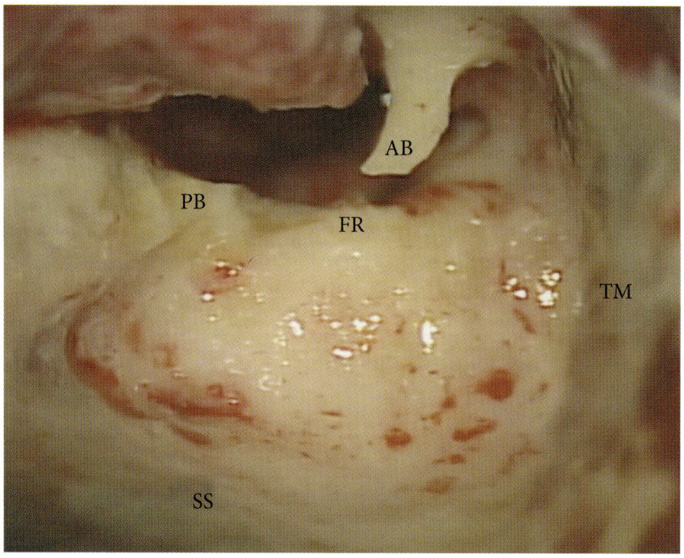

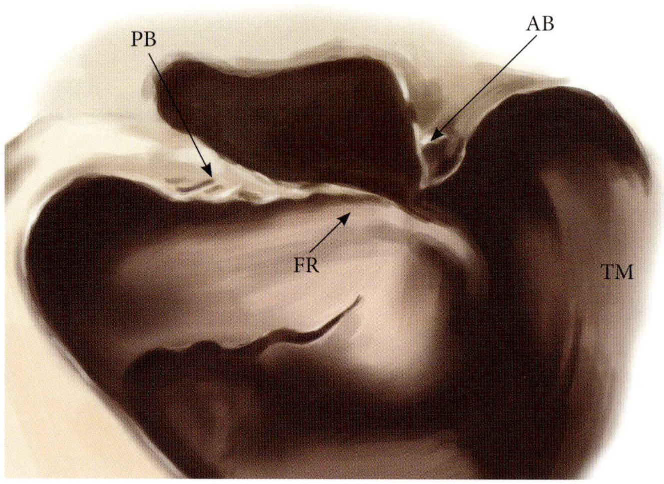

Fig. 6-2. AB: anterior buttress, PB: posterior buttress, SS: sigmoid sinus, FR: facial ridge, TM: tegmen mastoideum.

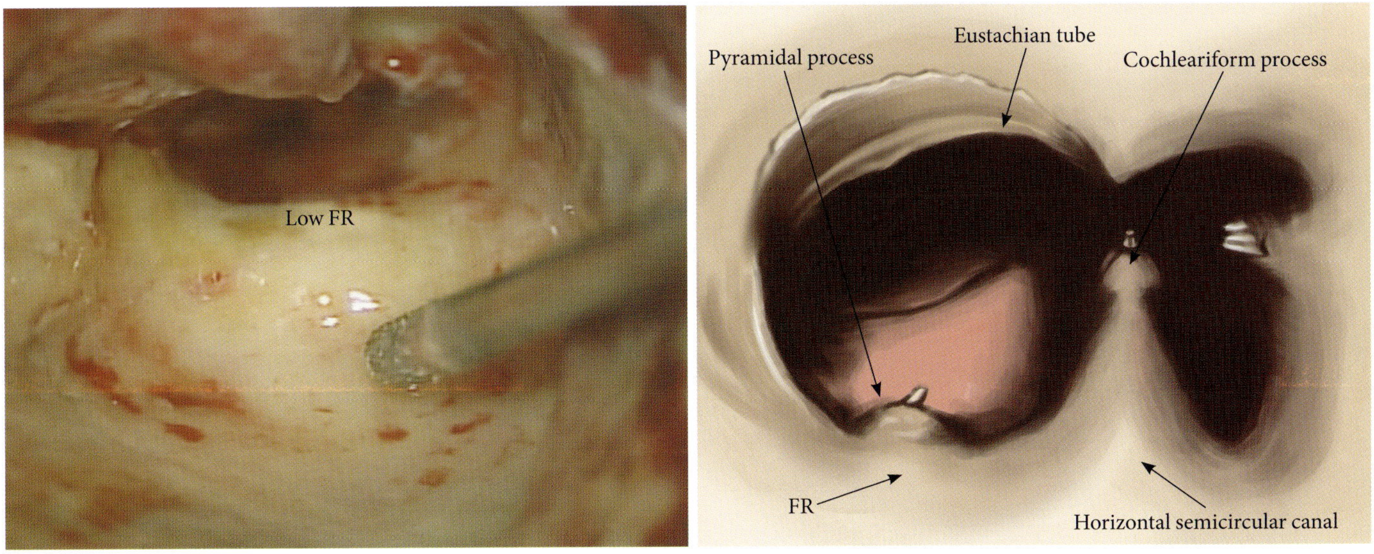

Fig. 6-3. Low FR: lowered facial ridge.

Dissection tips

1. 아래 정의를 알자.
   - facial bridge; portion of posterosuperior bony meatal wall that bridges over the notch of Rivinus and overlies the ossicles
   - facial ridge; part of the bony meatal wall which houses the posterior bend and vertical segment of facial nerve
   - anterior buttress; the point at which the posterior bony canal wall meets the tegmen
   - posterior buttress; the meeting of the posterior canal wall and the floor of the external auditory canal lateral to the facial nerve
2. 드릴링을 할 때 아래 원칙을 지키도록 한다.
   - handpiece는 연필 쥐듯이 잡고 4, 5번째 손가락을 지지대로 쓰면서 cutting edge 로서 버어의 end말고 버어의 side를 쓴다.
   - 드릴링을 할 때 continuous pressure보다는 intermittent, light pressure를 가함으로써 버어가 running하지 않도록 한다.
   - "make a hole"이나 "work in a hole"을 하지말고 가능하면 넓게 삭개한다.
   - 가능하면 드릴링하는 구조물을 수직으로 보면서 중요한 구조물과는 수직으로 드릴을 위치시키고 평행하게 움직이면서 드릴링한다.

실제 수술시 고려해야할 사항

1. 공동개방 유양돌기 절제술을 하는 방법에는 아래 두가지 방식이 있다.
   - inside-out or atticotomy or transmeatal approach
   - outside-in or atticoantrotomy or transcortical approach
2. 변형술식으로는 facial bridge를 보존하고 외이도 후벽을 제거하는 교각보존 유양돌기 절제술(Intact bridge mastoidectomy)이 있다.
3. 이소골 위의 bridge를 얇게 보존하는 지점까지 드릴링을 한 후 bridge는 작은 diamond burr 혹은 curette을 이용하여 제거해야 이소골 손상을 피할 수 있다.
4. 전부벽을 완전히 제거해야 고실 및 상고실 사이가 부드럽게 연결되며, 후부벽을 제거하고 안면신경능을 낮춰야만 외이도 바닥과 mastoid cavity가 매끄럽게 경사진다.
5. S형 정맥동, 중두개와 부근의 외측 rim을 둥글게 갈아 bony overhangs를 제거하면 수술 후 창상치유과정에서 mastoid cavity 자체가 줄어든다.

CHAPTER 07

Endolymphatic Sac Decompression

Landmarks:

Facial nerve
Lateral semicircular canal
Posterior semicircular canal
Sigmoid sinus
Posterior cranial fossa

내림프 강(endolymphatic space)에서 내림프의 배액을 증가시키고 흡수를 증가시키기 위해 내림프낭의 외측을 노출시키고 silastic sheet를 이용한 배액관을 거치시켜 통로를 열어주는 술식으로 메니에르병에 의한 반복적인 어지럼증에 적용된다.

수술 방법

내림프관(endolymphatic duct)은 공통각(common crus)의 내측벽에서 후반고리관의 하방으로 주행하여 후두개와의 내림프낭(endolymphatic sac)으로 열린다.

기본적인 접근은 단순유양돌기 삭개술(simple mastoidectomy)로 시작한다. 중두개와, 후두개와, S상 정맥동을 확인하고 측반고리관과 침골을 확인하여야 한다. 내림프낭은 안면신경의 아래에 후안면신경와(retrofacial recess)의 내측에 위치하므로 안면신경을 덮고 있는 뼈를 얇게하여 안면신경의 유돌분절을 확인하는 것이 매우 중요하다(Fig. 7-1).

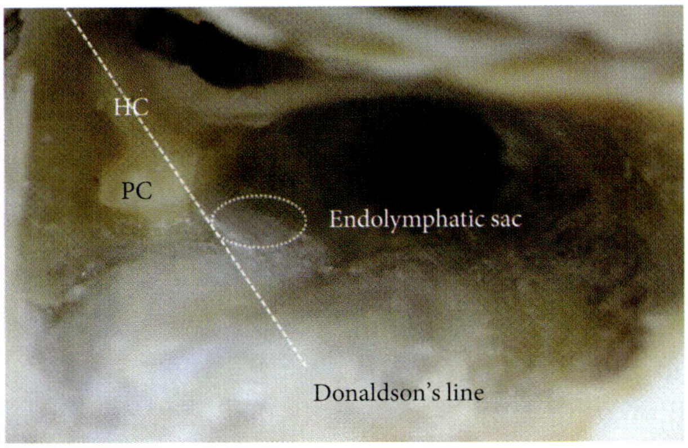

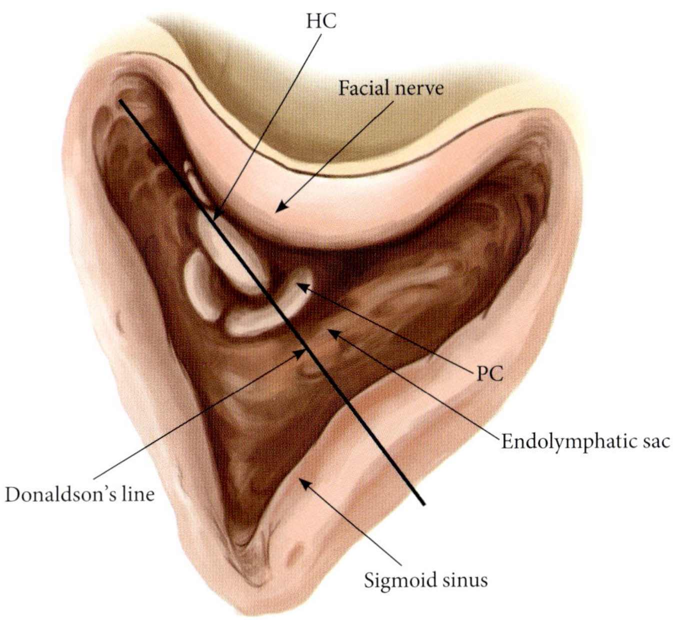

Fig. 7-1. HC: horizontal canal, PC: posterior canal.

드릴링은 후안면신경와(retrofacial recess) 쪽으로 충분히 해야하고 안면신경의 수직분 절을 확인하여 보존해야 한다. 이때 후안면신경와를 불충분하게 노출하면 내림프낭을 확인하기 어렵다. 이때 후반고리관의 위치를 확인하는 것은 중요하나 얇게 하는 것(blue lining)은 청력손실의 가능성이 있으므로 경화된 측두골을 제외하면 일반적으로는 하지 않는다. 후반고리관의 위치가 명확해지면 내림프낭은 후반고리관의 하방과 S상 정맥동 내측의 후두개와에 위치하므로 이 부위이 S상 정맥동의 윤곽화(skeleton-ization)와 정맥동 바로 내측의 후두개와 경막판을 주의깊게 다이아몬드 바를 이용하여 얇게 만들면서 발견할 수 있다.

내림프낭의 위치는 다양할 수 있지만 더 어둡게 보이는 경막 옆의 두꺼워진 하얀 경막으로 혹은, 낭의 표면에 있는 과혈관성(hypervascularity)으로 주변과 달라 보여 확인할 수 있다. Donaldson's line은 측반고리관 면(plane)에서 S상 정맥동 방향으로 그은 가상의 선으로 이 선의 하방에서 내림프낭을 찾을 수 있다(Fig. 7-2).

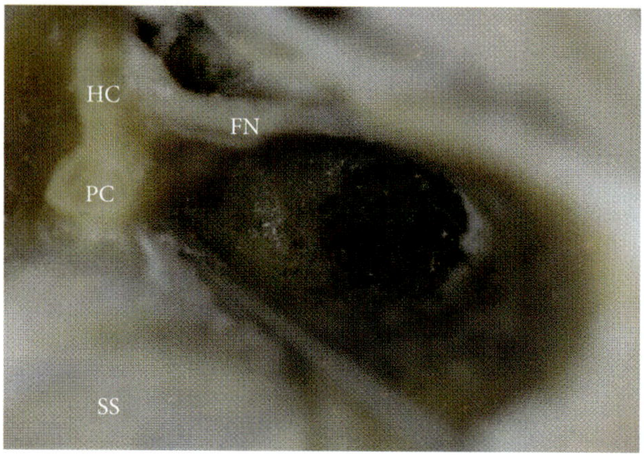

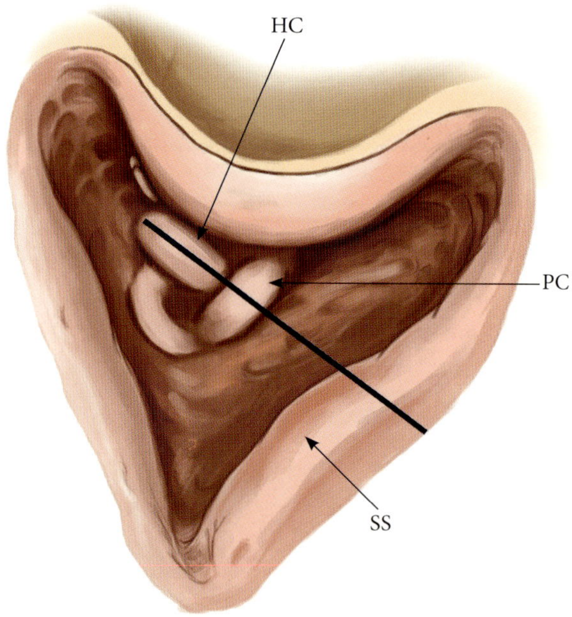

Fig. 7-2. FN: facial nerve, HC: horizontal canal, PC: posterior canal, SS: sigmoid sinus.

내림프낭은 관(duct)으로 되어 후반고리관과 상반고리관이 만나는 공통각의 하방으로 향하게 되는데 후반고리관을 확인하고 안면신경이 주행하는 방향은 ampullary portion이므로 반대쪽 방향인 후두개와 쪽으로 깊게 들어가면서 경막을 노출하게 되면 그곳에서 내림프관을 만날 수 있다. 내림프낭은 주변의 연조직이 나타나기 전까지는 간혹 뇌경막이 찢어진 것으로 혼동되는 경우가 있고 내림프관은 단단한 미로 골에서 진주빛 흰색의 실처럼 가늘어지면서 탈색화되어 보이는 경우가 있다.

내림프낭의 감압에는 단순감압술 또는 shunt시술이 있다. 내림프낭에 shunt시술을 할 경우에는 내척수액공간이나 유양동으로 연결해 줄 수 있다. 내림프낭의 외측벽을 종으로 절개한 후 내림프낭의 내면을 노출시킨 후 외측절개에 90도 횡으로 절개하여 subarachnoid space로 shunting 될 수 있게 하고 flap closure를 용이하게 한다. 이때 CSF leak의 위험이 많으므로 muscle이나 fat으로 막아줘야 한다. Paparella 방법처럼 유양 동으로 shunting 하고자 할 때는 내측절개를 하지 않고 외측절개를 통하여 sheet를 내림프낭에 거치한다(Fig. 7-3).

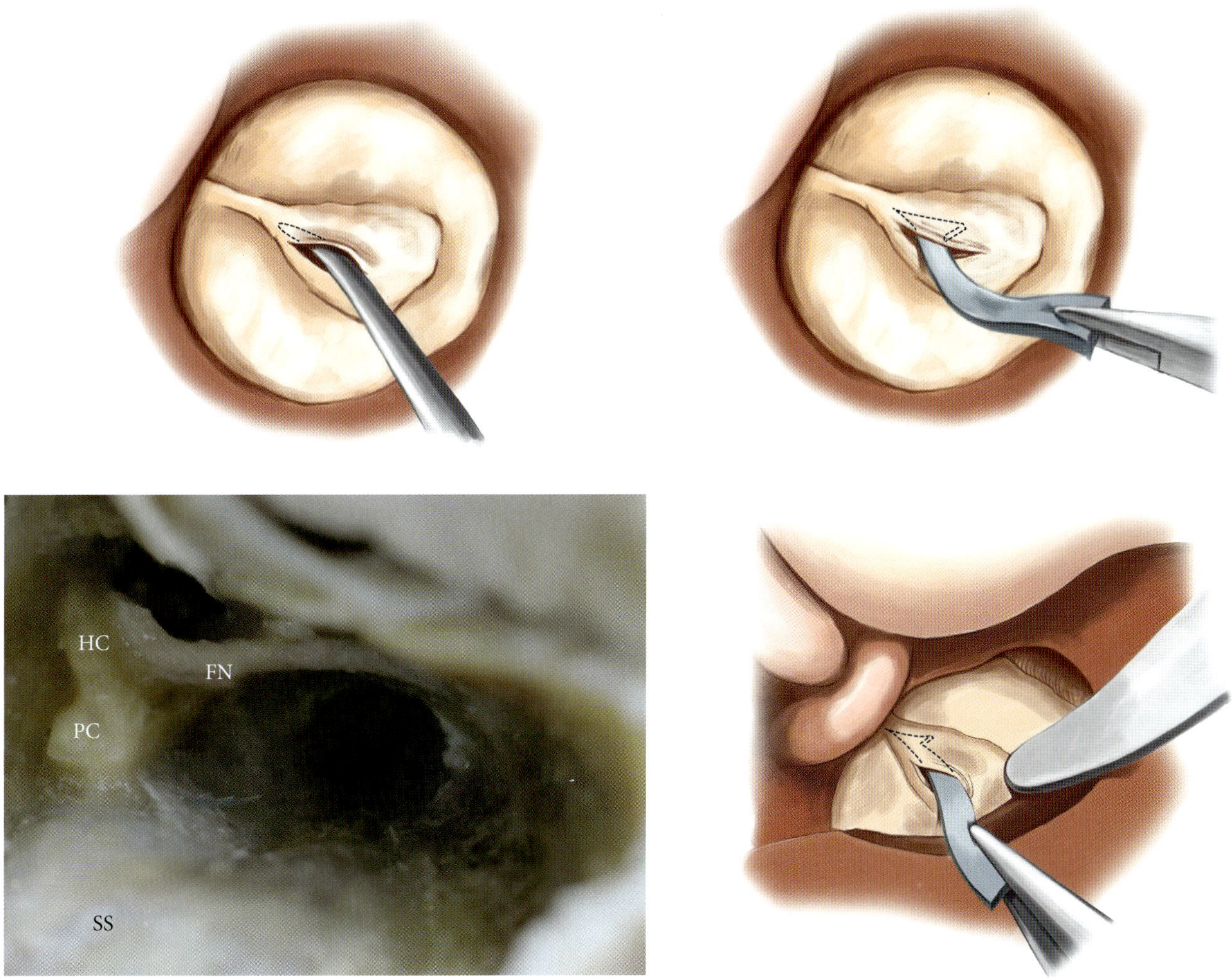

Fig. 7-3. FN: facial nerve, HC: horizontal canal, PC: posterior canal, SS: sigmoid sinus.

Dissection tips

1. 후방으로 S상정맥동, 하방으로 경정맥구, 전방으로 안면신경을 경계로 하여 후두개와 경막이 보일정도로 충분히 유양동을 삭개한다.
2. Donaldson's line하방에 있는 내림프낭의 위치를 확인한다.

실제 수술시 고려해야할 사항

1. 단순감압술 자체만으로도 어지럼 개선효과가 있고 shunt가 내림프낭의 흐름을 막을 수 있어 shunt를 시행하지 말자는 권고도 있으나, 대부분의 술자는 내림프낭과 유양동 사이에 shunt를 시행한다.
2. CSF 유출을 방지하기 위해서는 내림프낭의 내부를 탐색할 때 내측벽에 손상을 주지 않도록 조심스럽게 probing한다.

CHAPTER 08

Middle Cranial Fossa Approach

Landmarks:

External auditory canal
Arcuate eminence
Superior semicircular canal
Facial hiatus
Middle meningeal artery
GSPN
Cochlea
Geniculate ganglion
Interanl auditory canal (IAC)
Bill's bar
Fundus of IAC
Porus of IAC

적응증

내이 구조물의 손상 없이 경막의 외측에서 내이도와 주위 구조물을 노출하는 술식으로 외상성 안면신경마비나 벨마비에 대한 감압술, 술 전 청력이 좋은 작은 청신경 종양의 제거 등에 사 용된다.

추체골의 해부학적 지표 *landmarks* 및 관계

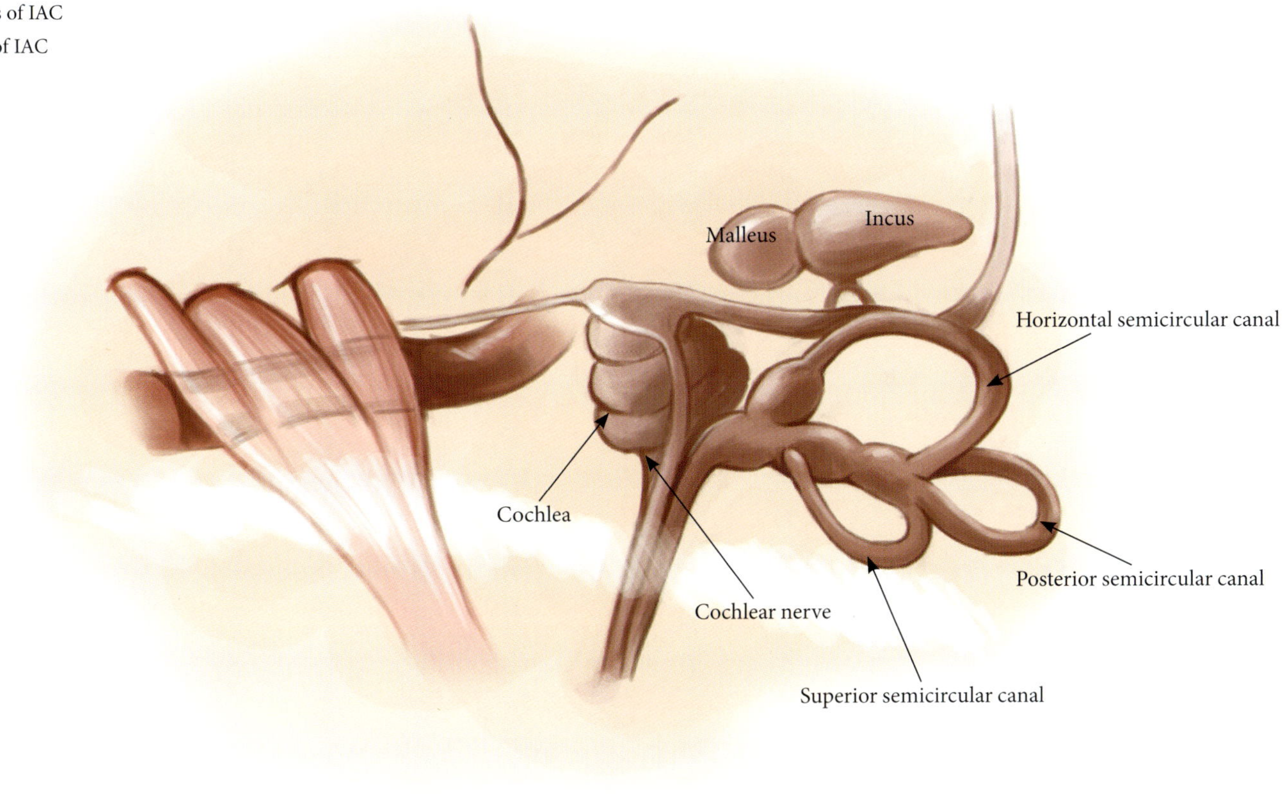

Fig. 8-1. Right temporal bone superior view.

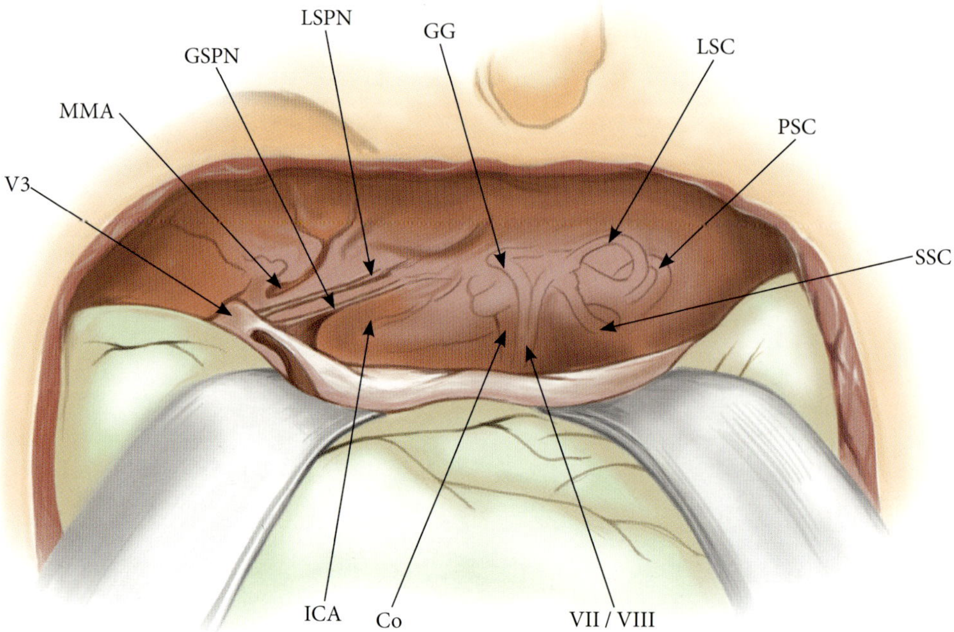

Fig. 8-2. Right temporal bone superior view. V3: mandibular branch of Cranial nerve V, MMA: middle meningeal artery, GSPN: greater superficial petrosal nerve, LSPN: lesser superficial petrosal nerve, GG: geniculate ganglion, LSC: lateral semicircular canal, PSC: posterior semicircular canal, SSC: superior semicircular canal, VII: facial nerve, VIII: vestibulocochclear nerve, Co: cochlear nerve, ICA: internal carotid artery.

주요 해부학적 지표

외이도의 중심(center of external audiotory canal)
궁상융기(arcuate eminence)
상반고리관(superior semicircular canal)
안면열공(facial hiatus)
중경막동맥(middle meningeal artery)
대천추체신경(GSPN)
와우(cochlea)
슬신경절(geniculate ganglion)
내이도(internal auditory canal)
Bill's bar
내이도저(fundus of IAC)
소내교각의 구멍(porus)

해부학적 관계

측두골의 50~70%에서 상반고리관의 중두개와 돌출부위인 궁상융기를 확인 할 수 있다. 대천추체신경과 상반고리관이 이루는 각도는 약 100°이며 이 각의 꼭지점은 전정(vestibule) 위에 위치한다. 추체능과 대천추체신경 사이의 거리에 약 2/3와 3/4 사이에 와우가 위치한다. 내이도저에서는 앞쪽의 와우와의 거리(1 mm 이하)보다 뒤쪽의 상반고리관의 팽대부와의 거리(0.2 mm)가 더 좁다. 상전정신경은 내이도내에서 안면신경 미로부의 중간쯤에서 상반고리관으로 나간다. 추체부의 내경동맥(ICA)은 대천추체신경과 평행하게 주행하며 중경막동맥은 대천추체신경의 외측에 위치한다. 해부학적 위치에서 내경동맥은 대천추체신경 보다 내측에 위치하지만 수술적 위치에서는 대천추체신경보다 아래측, 외측으로 위치한다. 슬신경절은 고실개(tegmen tympani)의 일부를 노출시킨 경우 중두개와에서 상고실 쪽으로 보았을 때 추골 두부(malleus head)의 바로 앞쪽에 위치한다.

Landmarks:

External auditory canal
Zygomatic root
Temporal line

수술 방법

피부절개

피부절개는 완만한 "S"자형의 경우 이주의 전방 약 1~2 cm에서 시작하여 상방으로 7~8 cm 정도 연장하며, "C"자형의 경우 이개의 상방 7~8 cm 부위에서 시작하여 약간 앞쪽으로 치우친 "C"자 모양의 절개를 한 후 후이개 쪽으로 연장한다. 후에 경유양동 접근법을 할 경우 유돌첨(mastoid tip)까지 연장할 수 있는 장점이 있다. "ㄷ"자형의 경우 측두부의 상부 모발 내에 뒤쪽에 기저부를 둔 6 × 6 cm 정도의 절개를 한다.

피부절개 후 측두근을 피하층으로부터 박리하고 근육피판을 도안하여 박리한다. 피부와 근육이 이미 제거된 사체의 경우 피부절개의 단계는 생략한다(Fig. 8-3).

개두술(temporal craniotomy)

측두골은 실습자의 앞쪽에, 마치 머리가 좌측으로 돌린 상태로, 측두골인부(temporal squama)가 실습자의 시야와 수평하게 측두골 고정대에 위치시킨다. 측두골편은 4 × 4 cm 크기로, 외이도를 기준으로 앞쪽으로 2/3, 뒤쪽으로 1/3이 위치하도록 제거한다. 골편을 제거시 밑에 있는 경막이 손상되지 않도록 조심스럽게 박리한다. 사체 측두골에서 경막의 상태에 따라 불가능 할 수도 있다. 관골궁 뿌리(zygomatic root) 근처의 뼈는 두꺼워 한번에 제거하기 어려우므로 측두골편의 위치는 가능한 관골궁에 가깝게 위치시킨 후 여분의 뼈는 Rongeur로 추가 제거한다.

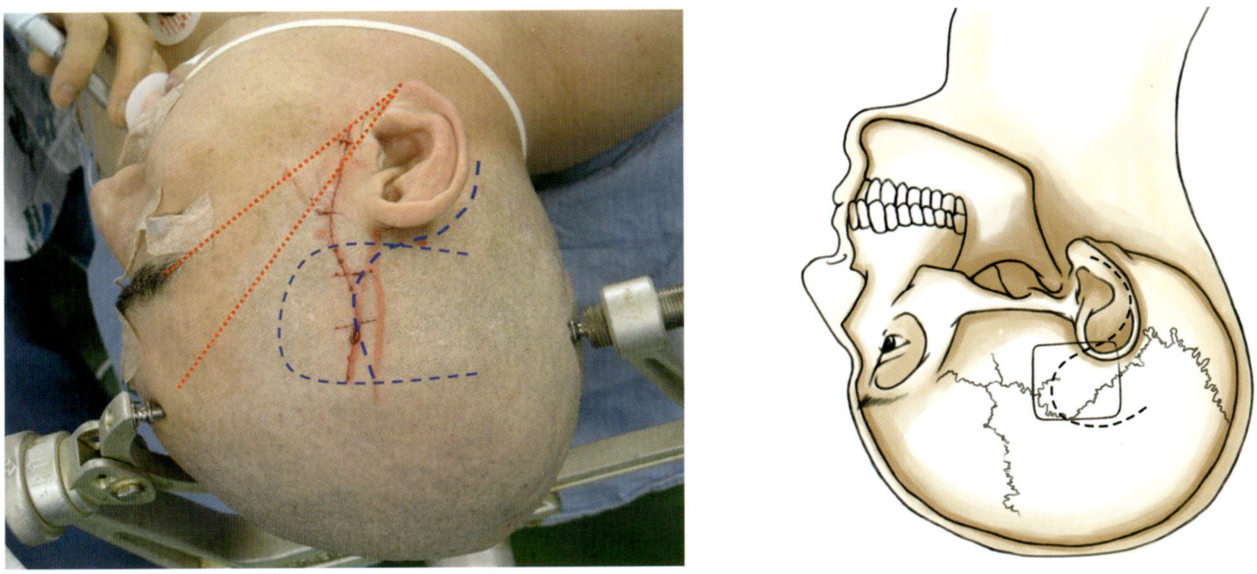

Fig. 8-3. Positioning and incision design for the middle cranial fossa.

Landmarks:

Arcuate eminence
Petrous ridge
Facial hiatus
Middle meningeal artery

경막박리

경막의 박리는 수술현미경하 뒤쪽에서부터 앞쪽으로 진행하여 혹시 뼈로 덮혀있지 않은 대천추체신경의 손상을 피하도록 한다. 앞쪽으로는 중경동맥이 나오는 극공(foramen spinosum) 바로 전까지, 뒤쪽으로는 궁상융기(arcuate eminence)가 충분히 노출되도록, 내측으로는 상추체정맥동(superior petrosal sinus)이 있는 추체능(petrous ridge) 부위까지 박리한 후 견인자를 위치시킨다. 중경동맥에서 출혈이 있는 경우 결찰 또는 전기소작한다(Fig. 8-4, 8-5). 이 상태에서 중두개와를 보면 외측에 고실개(tegmen tympani), 앞쪽으로 안면 열공(facial hiatus), 극공, 결찰된 중경동맥, 뒤쪽에는 궁상융기가 확인된다. 안면신경의 미로분절은 와우 basal turn의 바로 뒤쪽에 위치하며 Bill's bar에 의해 안면신경과 상전정신경이 분리되며 외측으로는 전정과 상반고리관의 팽대부가 있다(Fig. 8-6).

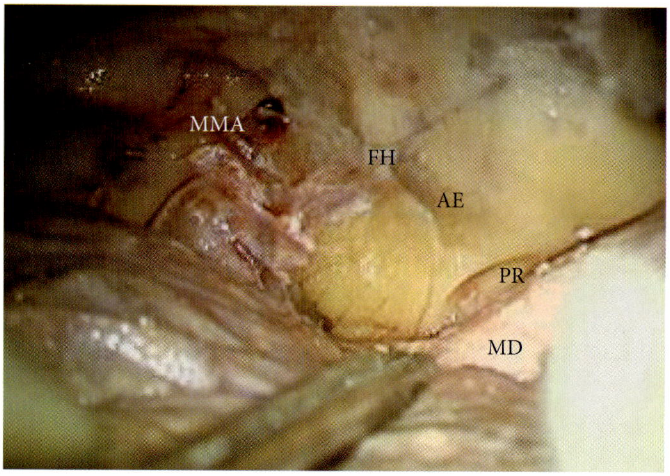

Fig. 8-4. Right temporal bone superior view. MMA: middle meningeal artery, FH: facial hiatus, AE: arcuate eminence, PR: petrous ridge, MD: middle meningeal dura.

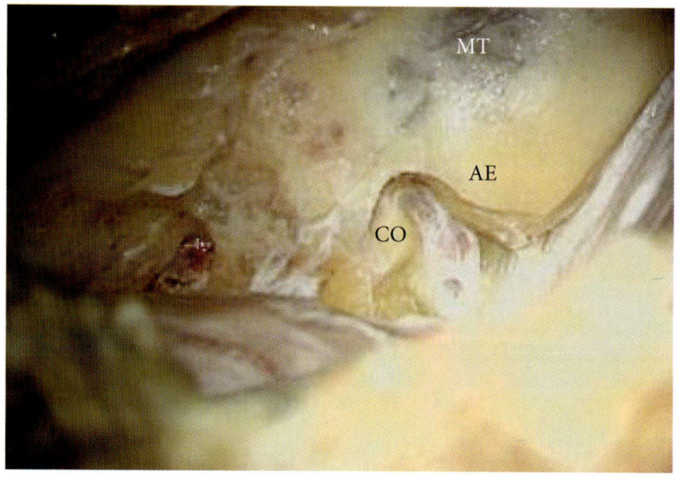

Fig. 8-5. Right temporal bone superior view. MT: mastoid tegmen, AE: arcuate eminence, CO: basal turn of cochlear.

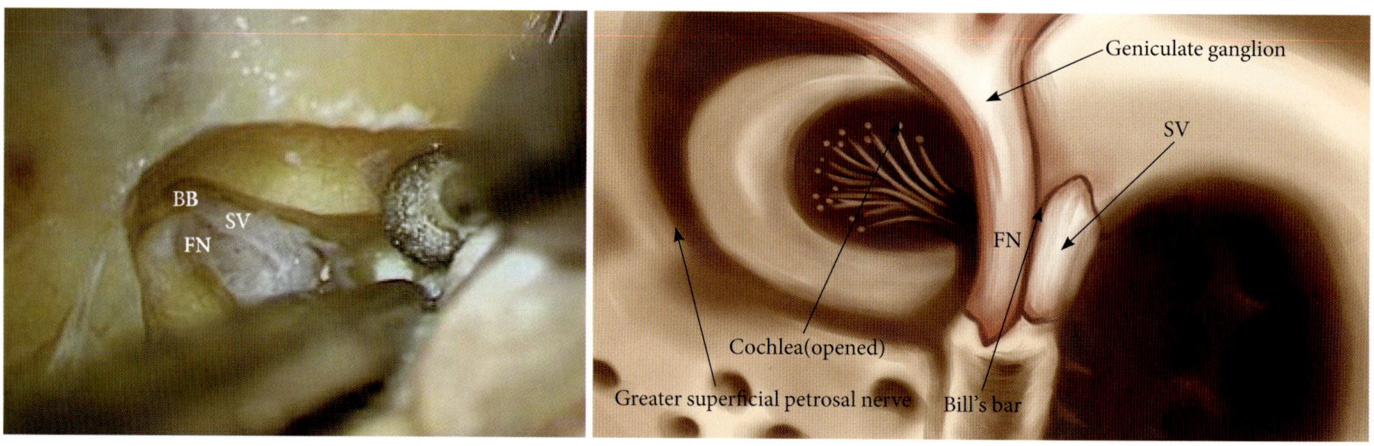

Fig. 8-6. Right temporal bone superior view. BB: Bill's bar, FN: facial nerve, SV: superior vestibular nerve.

Landmarks:

Arcuate eminence
Petrous ridge
Facial hiatus
Middle meningeal artery
Geniculate gangion
GSPN
Cochlea
Interanl auditory canal (IAC)
Bill's bar
Fundus of IAC
Porus of IAC

내이도 노출

내이도는 대개의 경우 안면열공 또는 대천추체신경과 궁상융기가 만나는 각을 이등분하는 선의 내측에 위치한다. 내이도 노출을 위해 다음과 같은 방법을 이용할 수 있다.

1. Garcia Ibanez 방법: 중두개저에서 내이도를 찾는 방법은 여러 가지가 있는데 안면열공 또는 대천추체신경과 궁상융기가 실습시야에서 확실히 구분된다면 이 둘을 이등 분하는 선의 내측에 내이도가 위치하게 된다. 내측의 추체능(petrous ridge) 부위에는 상추체정맥동(superior petrosal sinus)을 제외하고는 특별히 중요한 구조물이 없으므로 안전한 가장 내측을 드릴하여 내이도 경막을 노출시킨다(Fig. 8-7).
2. House 방법: 중두개와의 해부학적 구조 중 가장 일관된 것은 안면열공이다. 궁상융 기의 해부학적 구조가 불분명한 경우에는 먼저 안면열공과 대천추체신경을 찾은 후 대천추체신경을 따라 뒤쪽으로 가면서 드릴하여 슬신경절(geniculate ganglion)을 찾고, 다시 슬신경절의 내측을 따라 드릴하면 안면신경의 미로분절을 거쳐 내이도에 이르게 된다. 안면신경을 뒤로 따라갈 때 바로 앞쪽에 있는 와우에 손상을 입힐 수가 있으며, 내이도저에서 안면신경의 미로분절은 앞, 뒤로 와우와 상반고리관의 팽대부에 매우 근접하게 위치하여 드릴시 손상을 입기 쉽다. Superficial petrosal artery와 superior tympanic artery는 대천추체신경을 따라가는데 대천추체신경과 슬신경절 주위를 드릴시 출혈 및 후에 안면신경의 혈액공급에 이상을 초래 할 수 있다(Fig. 8-8).
3. Lee 방법: 중두개와에서 보이는 일반적인 해부학적 구조물, 즉 안면열공, 대천추체신경 그리고 궁상융기 등이 불명확한 경우 수술 시야의 외측에는 고실개가 있으므로 우선 외이도와 같은 축의 위치에 있는 상고실의 일부를 드릴하여 상고실에 있는 추골 두부를 노출시킨다. 추골 두부 바로 앞 부분의 뼈를 드릴하면 슬신경절이 나타나고 다시 슬신경절의 내측을 드릴하여 미로분절과 내이도를 노출시킨다. 슬신경절은 경우에 따라 함기화된 뼈에 깊이 묻혀있을 수 있다는 점을 염두에 둔다(Fig. 8-9).
4. Fisch 방법: 상반고리관의 청색선을 지표로 내측 60도를 이루는 선상에서 내이도를 찾는다(Fig. 8-10).

일단 내이도를 찾은 후 드릴을 진행하여 내이도 경막의 일부가 보이기 시작하면 내측으로는 내이공(porus)을, 외측으로는 내이도저(fundus)의 Bill's bar까지 노출시킨다. 내이도저에서는 앞쪽의 와우와 뒤쪽의 상반고리관의 팽대부가 매우 근접해 있으므로 드릴시 손상을 주지 않도록 매우 조심해야 한다. 대략의 내이도가 구별되면 수술의 목적에 따라 내이도의 경막을 180° 이상 충분히 노출시킨다.

내이도 경막의 절개

우측 측두골의 경우 수술시야에서 내이도의 좌측 상단에 안면신경, 우측 상단에 상전정전신경, 좌측 하단에 청신경 그리고 우측 하단에 하전정신경이 위치하므로 경막절개는 노출된 내이도의 우측, 즉 상전정신경쪽에 하여 안면신경의 손상을 예방한다. 다음으로 내측에 절개를 연장하여 내이도와 소내교각을 노출시킨다.

안면신경이 미로부의 중간쯤에서 상전정신경이 상반고리관으로 나간다.

내이도 노출을 위한 다양한 접근법

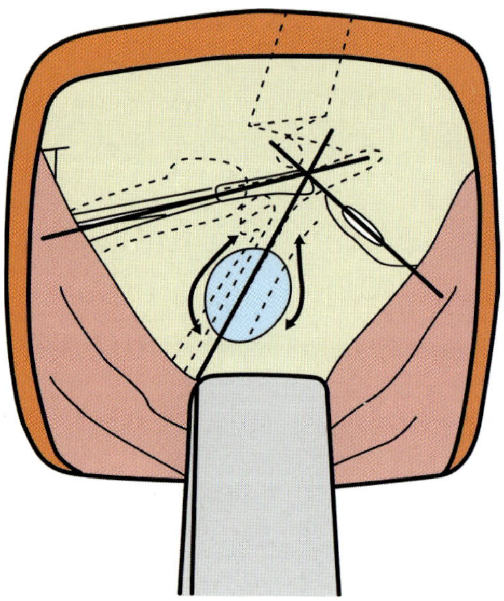

Fig. 8-7. Garcia Ibanez 방법: 대천추체 신경과 상반고리관을 모두 이용하여 내이도를 찾는다.

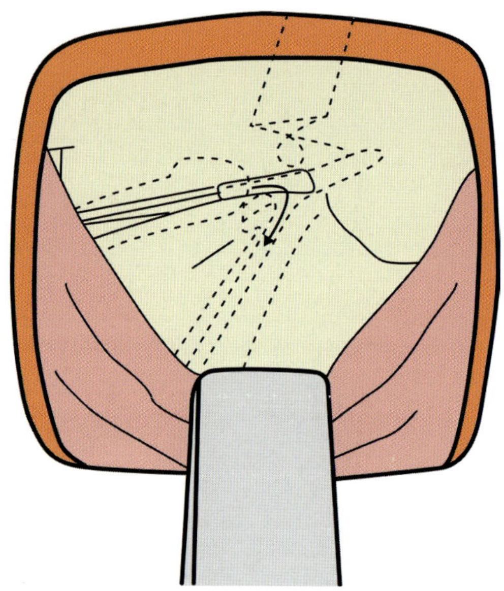

Fig. 8-8. House 방법: 대천추체신경을 따라가며 내이도를 찾는다.

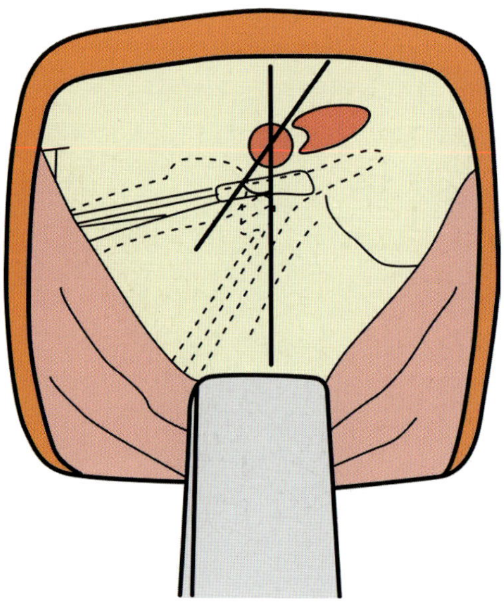

Fig. 8-9. Lee 방법: 관골근과 추골두를 이용하여 슬신경절을 확인하여 내이도를 찾는다.

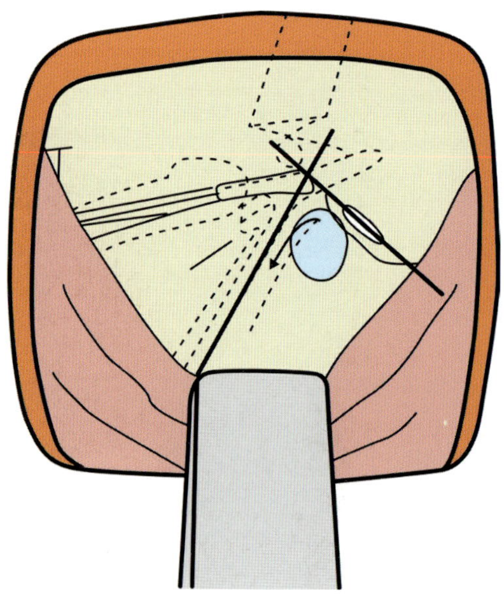

Fig. 8-10. Fisch 방법: 상반고리관의 청색선을 지표로 내측 60도을 이루는 선상에서 내이도를 찾는다.

Dissection tips

1. 여러 해부학적 지표들을 확인한다.
2. 여러가지 방법으로 내이도의 위치를 예상해본다.
3. 가장 안정적인 랜드마크는 안면열공이다.
4. 안면열공도 잘 확인되지 않으면 고실개를 개방하여 추골두를 확인한다.
5. 내이도의 상부를 찾게되면 내이도의 전방과 후방으로 넓게 확장한다.

실제 수술시 고려해야할 사항

1. 내이도저(fundus)에서 경막절개 전후로 facial nerve stimulator를 이용하여 안면신경을 확인하고, Bill's bar에 의해 분리되어 있는 상전정신경을 확인한다.
2. 경막절개는 상전정신경쪽에서 하여 안면신경손상을 예방한다.

CHAPTER 09

Translabyrinthine Approach

Landmarks:

Posterior canal wall
Facial nerve
Digastric ridge
Tegmen mastoideum
Sigmoid sinus
Sinodural angle

먼저 단순 유양돌기 절제술(simple mastoidectomy)을 외이도후벽(posterior canal wall)을 유지한 채 시행하되, 유양돌기의 첨부, 안면신경, S형 정맥동, 유돌개(tegmen mastoideum) 사이의 모든 함기화 세포[유돌첨 함기세포(mastoid tip air cell), 안면신경후 함기세포(retrofacial air cell), S형 정맥동 주위 함기세포(perisinal air cell), 정맥동경막각 함기세포(sinodural angle air cell), 유돌개 함기세포(tegmen air cell) 등]를 삭개한다. 유양돌기 절제술을 시행할 때는 S형 정맥동의 후방이 완전히 노출되고 그 뒤쪽 dura까지 노출시킬 정도로 후방을 충분히 드릴링하여 시야를 넓게 확보해야 하는데, S형 정맥동의 보호를 위해 S형 정맥동 가운데 부분의 골부를 얇게 남겨서 Bill's island 형태로 만들기 위해 충분히 뒷편까지 드릴링을 해야 한다. 유돌개 쪽도 내이도(internal auditory canal, IAC) 노출 후 시야를 최대한 넓게 확보하기 위해 중두개와 경막(middle fossa dura)이 노출될 정도로 완전히 뼈를 얇게 삭개하고 sinodural angle을 확실하게 보이도록 드릴링한다. 이복능(digastric ridge)을 확인하고 경유돌공(stylomastoid foramen) 수준부터 안면신경관을 추적하여 외슬(second genu)까지 완전히 확인하여 보존하도록 한다. 안면신경후 함기세포를 모두 제거하여 S형 정맥동이 경정맥구로 들어가기 직전까지 노출 되도록 한다.

S형 정맥동의 후방이 나중에 시야 확보를 위해 견인기(retractor)를 걸어야 하는 경우가 많으므로 보호를 위해 가운데 얇은 뼈를 Bill's island 형태로 남겨놓고 드릴링하고 그 전방(현미경 시야에서 점점 깊어진다)으로 후두개 경막(posterior fossa dura)을 덮고있는 뼈를 얇게 드릴링한 후에 남은 얇은 뼈를 elevator를 이용 하여 제거하다 보면 후반고리관 팽대부(ampulla)의 후하방쪽에 후두개 경막이 두겹으로 갈라지는 하얀 내림프낭(endolymphatic sac)이 확인되는데, 내림프낭을 따라 후반고리관 하방으로 더 드릴링하면 공통각(common crus)로 향하는 내림프관(endolymphatic duct)도 확인할 수 있으며 후두개 경막 위의 뼈를 드릴링하다 보면 자연스럽게 내림프관은 제거된다.

Bill's island를 제외하고 완전히 노출된 S형 정맥동의 전내측으로 후두개 경막을 덮고있는 얇은 뼈를 elevator로 제거하여 후두개 경막을 노출시켜서 골성 미로를 형성하고 있는 치밀뼈(compact bone)만 남도록 한다(Fig. 9-1).

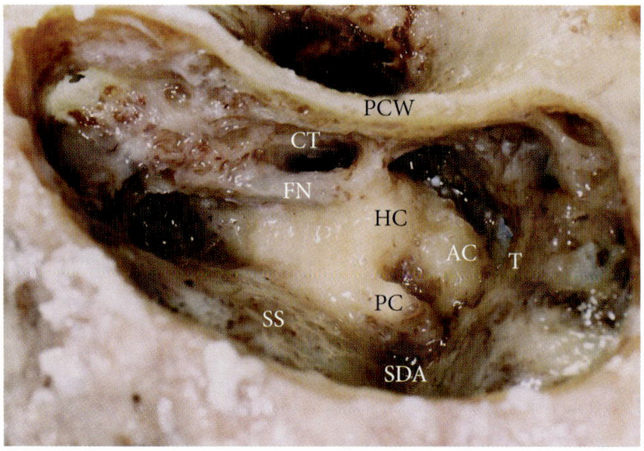

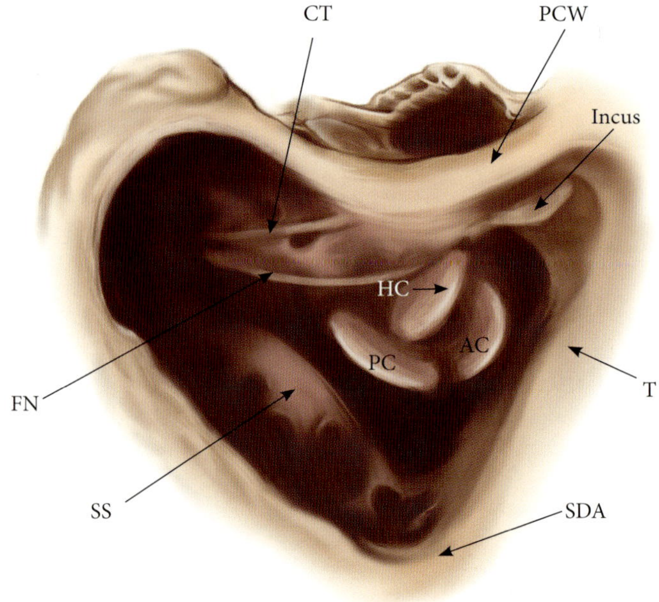

Fig. 9-1. 단순 유양돌기 절제술을 확장하여 유양돌기 내 모든 함기화 세포를 삭개한 모습. PCW: posterior canal wall, CT: chorda tympani, FN: facial nerve, HC: horizontal semicircular canal, AC: anterior semicircular canal, PC: posterior semicircular canal, SS: sigmoid sinus, T: tegmen mastoideum, SDA: sinodural angle.

세반고리관의 개방

측반고리관을 먼저 드릴링하고 이후 후반고리관, 전반고리관 순으로 드릴링하는데, 이 때 중요한 것은 개방된 반고리관(fenestrated canal) 상태에서 추가적으로 드릴링하지 않고 유지하여 지속적으로 landmark가 되도록 두어야 한다는 점이다(Fig. 9-2).

각 반고리관의 진행방향과 평행하게 드릴링하여 반고리관을 개방하면 canal lumen과 그 안의 막성미로를 확인할 수 있다. 이 때 측반고리관 앞에 위치한 안면신경의 외슬과 고실분절을 손상하지 않도록 조심해야 하며 이를 위해 측반고리관의 전벽을

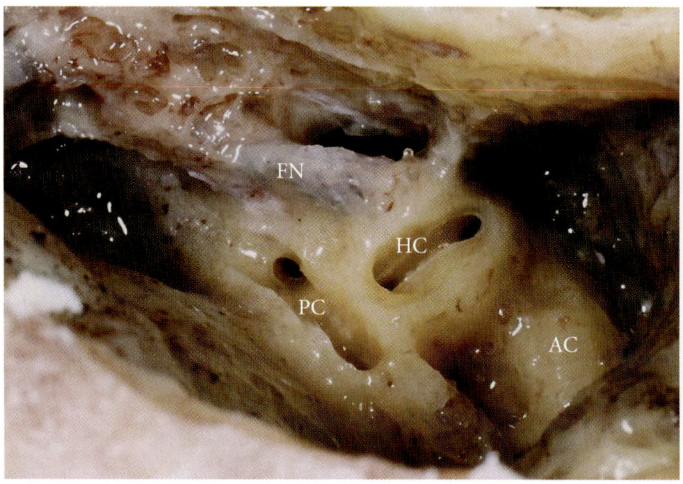

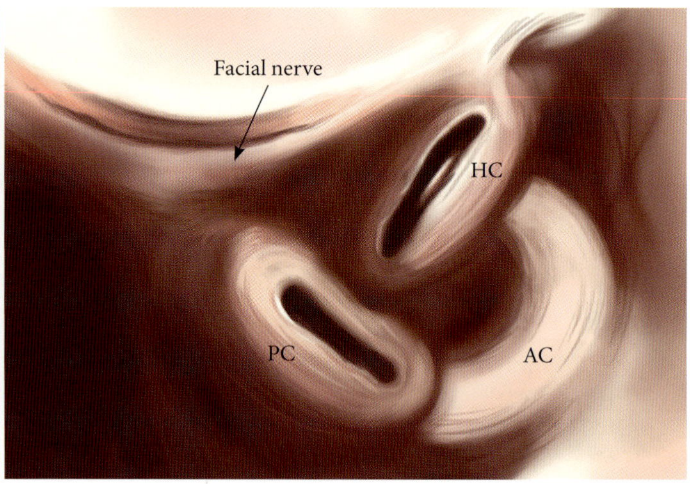

Fig. 9-2. 반고리관을 개방할 때에는 완전히 삭개하지 않은 상태로 주행방향을 추적하여 개방해두는 것이 중요하다. FN: facial nerve, HC: horizontal semicircular canal, AC: anterior semicircular canal, PC: posterior semicircular canal.

보존해 두어야한다. 또한 측반고리관 및 전반고리관의 팽대부 내벽도 안면신경의 미로분절 보호를 위하여 남겨둔다. 측반고리관과 직각으로 위치하는 후반고리관을 드릴링하고 나서 전반고리관을 찾는다. 전반고리관은 가장 깊은 시야에 위치하여 반고리관 중 가장 찾기 어려우며, 경우에 따라 tegmen과 사이에 거의 간격이 없는 경우도 있어 드릴링시 주의를 요하며, 이 간격이 좁으면 tegmen 위를 덮고 있는 얇은 뼈를 elevator 등으로 제거하는 것이 시야 확보에 유리하다.

Landmarks:

Middle fossa plate
Superior semicircular canal
Subarcuate artery
Lateral semicircular canal
Vestibule

수술 시야의 위쪽에서 보면 전반고리관이 중두개와의 아래쪽에 후내방향으로 위치하며, 후측반고리관 직후방에서 후반고리관과 만나서 공통각(common crus)을 이룬다. 전반고리관이 이루는 원의 중심에 궁상하동맥(subarcuate artery)이 위치하는데 이 혈관에서 발생하는 출혈을 수술 과정의 지표로 삼을 수 있다(Fig. 9-3).

공통각을 따라서 측반고리관을 드릴링하면서 내측으로 진행하면 비교적 넓은 fossa를 발견하게 되는데 이곳이 전정(vestibule)이고 자세히 보면 후방의 난형난반(utricular macula)와 전방의 구형난반 (saccular macula)도 관찰할 수 있다. 이 때 전정의 안쪽으로 probe를 넣어서 중이 방향으로 진행시키면 등골(stapes) 족판(footplate)의 내측면을 촉지할 수 있다.

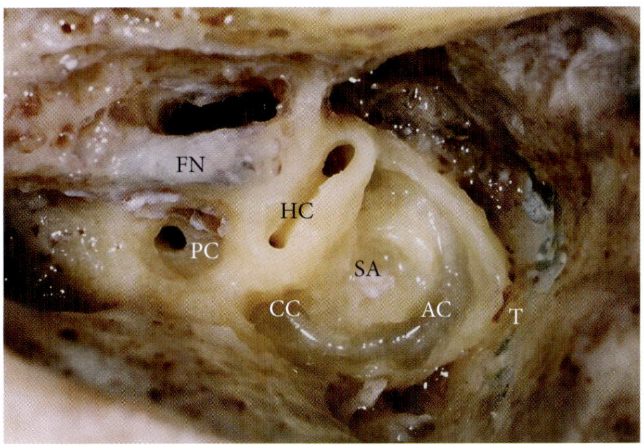

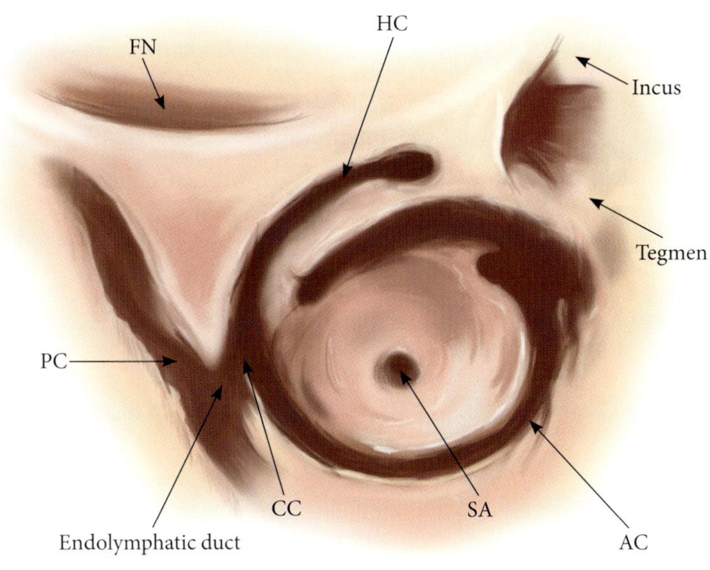

Fig. 9-3. 반고리관 개방 및 미로절제술. 안면신경의 보호를 위하여 측반고리관의 전벽을 보존해두어야한다. 또한 측반고리관 및 전반고리관의 팽대부 내벽도 안면신경의 미로분절 보호를 위하여 남겨둔다. 또한 내이도의 상연과 하연의 landmark가 되는 전반고리관의 팽대부와 후반고리관의 팽대부를 보존하고 드릴링한 것에 주목한다. FN: facial nerve, HC: horizontal semicircular canal, AC: anterior semicircular canal, PC: posterior semicircular canal, SS: sigmoid sinus, SA: subarcuate artery, CC: common crus, T: tegmen.

Landmarks:

Ampulla of anterior SCC
Ampulla of posterior SCC

"Vestibule의 medial wall은 IAC의 lateral wall이 된다."

전반고리관의 팽대부에서 정맥동경막각으로 연결한 가상선은 내이도의 상연이 되고, 후반고리관의 팽대부에서 S형 정맥동으로 상연과 평행하게 연결한 가상선은 내이도의 하연이 된다(따라서 내이도 노출 직전까지 남겨 놓는 것이 좋다)(Fig. 9-4).

내이도를 원통형으로 생각하면서 porus 쪽으로 진행할수록 시야에서 깊어진다는 사실을 생각하면서 270도 노출시킨다. 전반고리관의 팽대부는 상전정신경, Bill's bar, 안면신경을 찾는 중요한 landmark임을 명심하면서 내이도 상연과 중두개 사이의 골을 더 삭개하는데, 이때는 diamond burr를 사용하여 가급적 경막(dura)에 손상이 가지 않도록 한다. 또한 내이도 가상 하연과 경정맥구 사이의 골을 삭개하다보면 와우도수관(cochlear aqueduct)이 노출되면서 뇌척수액이 흘러나온다(사체에서는 안나옴). 와우도수관 전방 및 내측으로 과도하게 드릴링하면 경정맥구나 9, 10, 11번 뇌신경이 손상될 수 있으므로 조심한다. 최종적으로 내이도의 fundus부터 아래로는 경정맥구, 위로는 중두개 경막, 후방으로는 S형 정맥동 사이의 얇은 eggshell bone을 elevator로 조심스럽게 제거하여 내이도안의 경막을 노출시킨다.

내이도 경막에 절개선을 넣되 안면신경이 손상되지 않도록 하연을 따라서 넣으면 상전정신경(superior vestibular nerve)과 하전정신경(inferior vestibular nerve)이 먼저 보이고 그 사이에는 가로능선(transverse crest)이 있다. 상전정신경을 젖히면 전방에(더 깊은 시야에) 안면신경(facial nerve)을 확인할 수 있다.

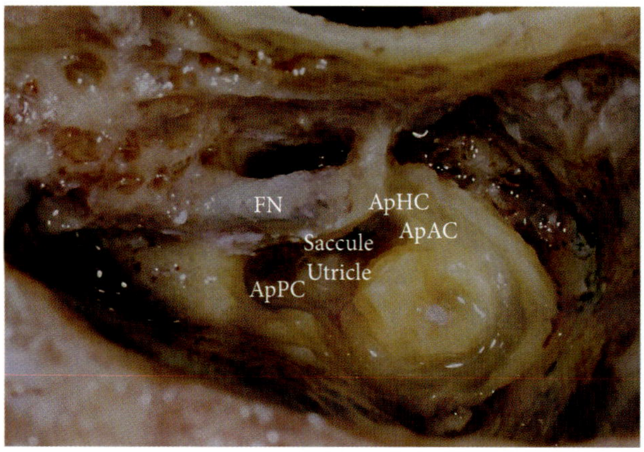

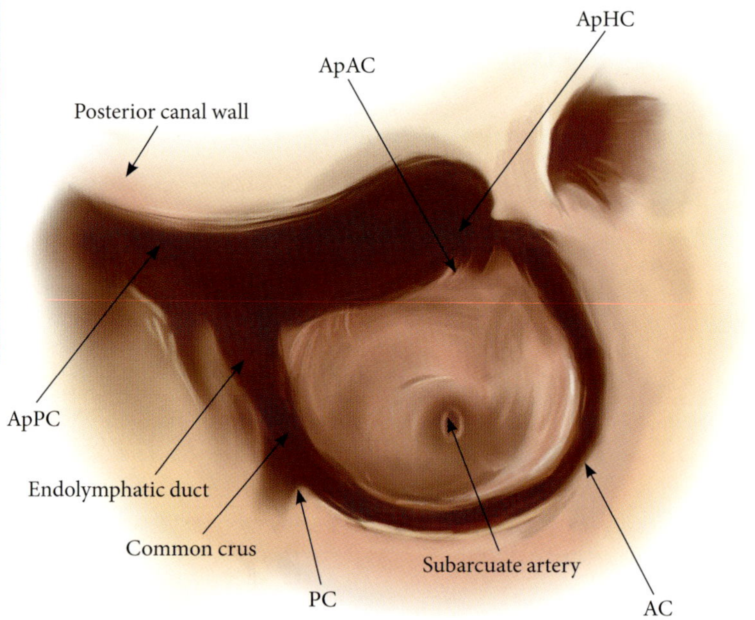

Fig. 9-4. 미로절제술이 다 끝난 모습. 전정의 외측에는 안면신경의 유돌분절이 위치함을 명심하고 드릴링한다. 전반고리관, 측반고리관의 팽대부 내벽, 측반고리관의 전벽, 후반고리관의 팽대부 등도 안면신경의 landmark가 된다. FN: facial nerve, ApHC: ampulla of Horizontal semicircular canal, ApPC: ampulla of posterior semicircular canal, ApAC: ampulla of anterior semicircular canal.

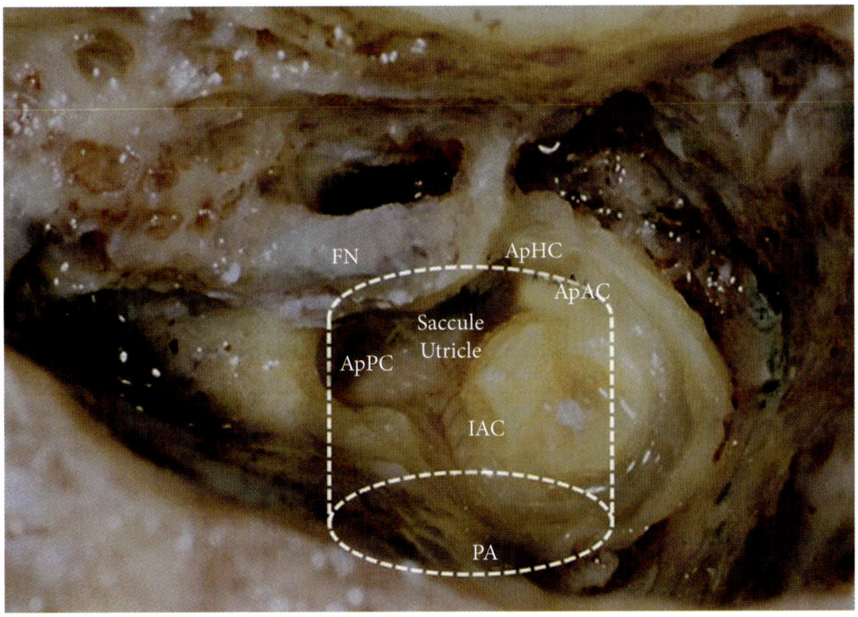

Fig. 9-5. 미로절제술이 끝난 후 내이도의 원통형 가상선을 생각하면서 드릴링하는데, 내이도의 상연과 하연의 Landmark인 전반고리관의 팽대부와 후반고리관의 팽대부를 보존하면서 드릴링한다. FN: facial nerve, ApHC: ampulla of Horizontal canal, ApAC: ampulla of anterior canal, ApPC: ampulla of posterior canal, Ve: vestibule, IAC: Internal auditory canal, PA: porus acousticus.

Landmarks:

Internal auditory canal
Superior vestibular nerve
Inferior vestibular nerve
Transverse crest
Bill's bar
Facial nerve
Cochlear nerve

Bill's bar는 안면신경을 찾고서야 확인할 수 있을 정도로 희미한 경우가 많아 믿을 만 한 지표가 되지 않으며 와우신경(cochlear nerve)은 하전정신경을 젖히면 그 전방에서 발견된다.

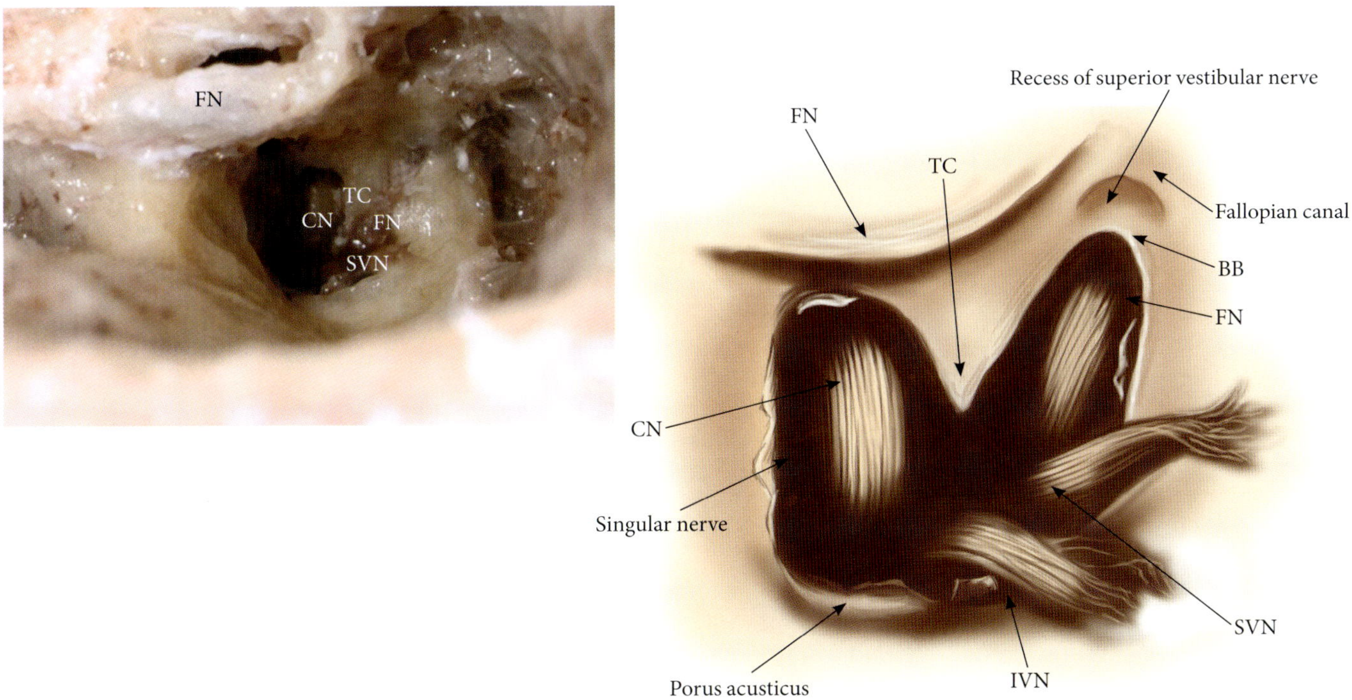

Fig. 9-6. 내이도를 개방하여 fundus 부위에서 주요 신경을 확인하는 모습. 상전정신경을 젖히면 전방에서 안면신경을 확인할 수 있다. FN: facial nerve, TC: transverse crest, BB: Bill's bar, CN: Cochlear nerve, SVN: superior vestibular nerve, IVN: inferior vestibular nerve.

Dissection tips

1. 측두골 해부실습과정에서는 중두개 경막, S형 정맥동, 경정맥구 및 후두개 경막을 전부 노출한다는 마음으로 완전히 드릴링을 해야한다.
2. S형 정맥동 위에 Bill's island를 만든다.
3. S형 정맥동에서 경정맥구로 이행되는 부위의 뼈, 정맥동경막각의 뼈를 제거하기 전에는 충분하게 얇게 삭개해야 하고 elevator와 rongeur 등을 이용하여 얇은 뼈 아래에 있는 정맥 혈관벽이 찢어지지않도록 조심스럽게 제거한다.
4. 측반고리관, 후반고리관, 전반고리관 순서로 차례로 드릴링하되, 각 반고리관의 진행방향과 평행하게 드릴링한다.
5. 안면신경의 외슬과 유돌분절의 보호를 위하여 측반고리관의 전벽을 보존해 두어야 한다.
6. 측반고리관 및 전반고리관의 팽대부 내벽도 안면신경의 미로분절 보호를 위하여 남겨둔다.
7. 전반고리관의 팽대부는 반드시 살려서 내이도 상연의 landmark이자 안면신경의 보호물로 삼는다.

실제 수술시 고려해야할 사항

1. 본 술식의 장점으로는 안면신경 기능의 보존이 용이하고 소뇌 견인이 불필요하여 내이도 및 소뇌교각의 종양을 완전히 제거할 수 있다는 점이다.
2. 본 술식의 적응증은 아래와 같다.
   - 종양 크기와 무관하게 청력이 쓸모없는(useless) 경우
     * 쓸모 없는 청력의 기준은 Committee on Hearing and Equilibrium (1995) 기준으로 50/50 rule (PTA > 50 dBHL & SDS < 50%), Tokyo consensus meeting (2003) 기준으로는 30/70 rule (PTA > 30 dBHL & SDS < 70%)
   - 술전 청력과 무관하게 소뇌교각종양이 1.5 cm보다 큰 경우; 청력보존이 어차피 힘들다.
3. 본 술식의 금기증은 유일청이(only hearing ear), 만성 화농성 중이염이 동반된 귀이다. 다만 유일청이의 경우 동시에 인공와우이식술을 같이 시행할 수도 있다.
4. 실제 수술시 피부절개는 anterior-based trap door 방식으로 넣되 이개보다 2~3 cm 상방, 이개보다 4~6 cm 후방까지 크게 넣는다. 이후 근골막절개는 T형으로 넣는다.
5. 실제 수술시에는 내이도 및 후두개 경막에 절개하기 전에 bipolar coagulation로 지혈을 하고난 후에 절개한다.

CHAPTER 10

Transcochlear / Transotic Approach

Landmarks:

Tegmen
Sigmoid sinus
Jugular bulb
Facial nerve
Eustachian tube orifice
Internal carotid artery

Transotic approach

1. Subtotal petrosectomy: exposure of jugular bulb and intrapetrous internal carotid artery

A. 후이개 절개(postauricular skin incision)를 가한 후에 외이도(EAC)를 절단(transection)한 후, 외측부(lateral portion)에 남아있는 외이도를 blind sac으로 만들어준다. 이후 유양돌기 절제술을 시행하고 남아있는 외이도 피부(medial portion), 고막(tympanic membrane), 이소골(ossicle)을 순서대로 제거하고 tympanic bone을 점차적으로 얇게 드릴링하면서 함기화된 봉소들(retrofacial, retrolabyrinthine, supralabyrinthine, and pericarotid)을 모두 제거하고 중이강내 점막도 모두 제거하여 subtotal petrosectomy를 완료한다. 이후에 이관 입구의 점막을 전기소작한 후, bone wax와 근육조직를 이용해 이관을 폐쇄한다 (Fig. 10-1).

Landmarks:

Semicircular canals
Vestibule
Posterior fossa dura
Internal auditory canal
Cochlea
Facial nerve

2. Exenteration of otic capsule

A. 세반고리관(semicircular canal)과 전정(vestibule)을 제거하고 내이도(IAC)의 후면을 노출시키는 방법은 translabyrinthine approach와 같다. 이후 상추체정맥동(superior petrosal sinus)의 아랫부분, S형 정맥동(sigmoid sinus)의 앞쪽 부분의 후두개와 경막이 넓게 노출되도록 뼈를 제거하고, 안면신경후 함기세포(retrofacial air cell)를 완전히 제거하여 내이도의 아랫부분을 노출시킨 후에, 앞쪽의 와우(cochlea) 부위에 대한 드릴링을 시행한다.

B. 와우를 드릴링하여 내이도의 앞쪽에 위치한 후두개와 경막을 노출시키고, 앞쪽으로 진행하여 내경동맥(internal carotid artery)의 vertical segment가 노출되도록 진행한다. 경정맥구 (jugular bulb)와 내이도의 아랫부분을 덮고 있는 뼈를 제거하기 위하여 fallopian canal의 내측부로 드릴링을 진행하므로 이때 fallopian canal을 둘러싸고 있는 뼈를 적당히 남겨두어 드릴할 때 안면신경이 손상되지 않도록 주의한다. 고막긴장근(tensor tympani muscle)을 제거하고 이 주위

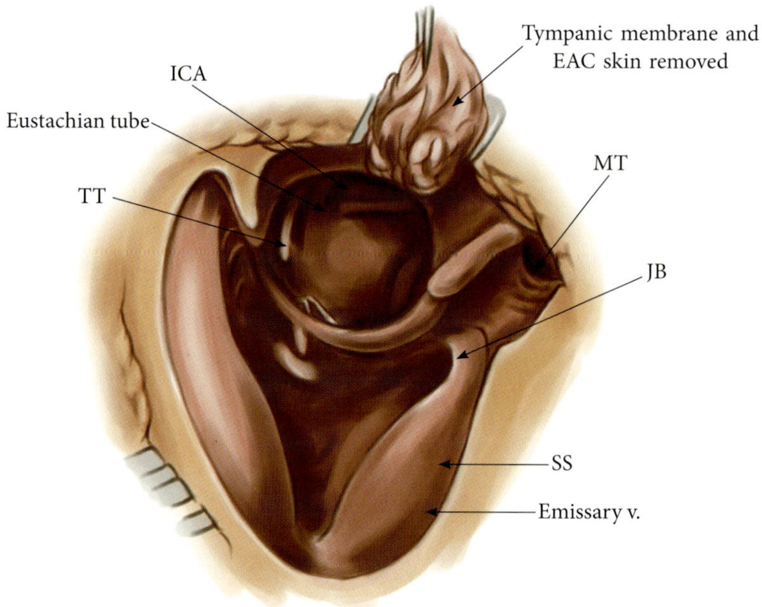

Fig. 10-1. Subtotal petrosectomy. EAC: external auditory canal, MT: mastoid tip, JB: jugular bulb, ICA: internal carotid artery, TT: tensor tympani muscle and tendon, SS: sigmoid sinus.

의 뼈를 제거하면 시야를 좀 더 확보할 수 있다.

C. 이후 안면신경의 미로분절(labyrinthine segment)을 추가로 개방하면 종양을 제거하는 동안 안면신경에 가해지는 견인(traction)을 줄일 수 있고 종양을 제거하는 동안 indicator로 삼을 수 있다. Meatal fundus에서 앞쪽, 윗쪽 2 mm 지점에서 대개 meatal foramen을 발견할 수 있으므로 이 부위를 드릴링하면 안면신경의 미로분절을 찾을 수 있다(Fig. 10-2).

Landmarks:

Fallopian canal
Geniculate ganglion
Stylomastoid foramen

Transcochlea approach

1. Transotic approach와의 가장 큰 차이는 안면신경을 fallopian canal에서 분리하여 후방으로 전위(rerouting)하는데 있다.
2. 이에 대한 부분만 간략히 기술해보면, 먼저 transotic approach에서 와우를 드릴링하기 전까지의 과정을 완료한 후, fallopian canal의 개방을 시행한다. Fallopian canal을 모든 분절에서 180°로 개방을 진행한다. 먼저 대천추체신경 (greater superficial petrosal nerve, GSPN)을 확인하고 슬신경절(geniculate ganglion) 앞에서 잘라준다. 이후에 fallopian canal에서 안면신경을 분리하여 후방으로 reflexion 시키는데, 이때 안면신경이 손상되지 않도록 주의하며 특히 외슬(second genu) 주위에서 등골근(stapedius muscle)으로 향하는 신경 분지에 의해 안면신경이 당겨지지 않도록 하며 또한 stylomastoid foramen 근처에서 안면신경이 꼬이지 않도록 주의한다(Fig. 10-3, 10-4).

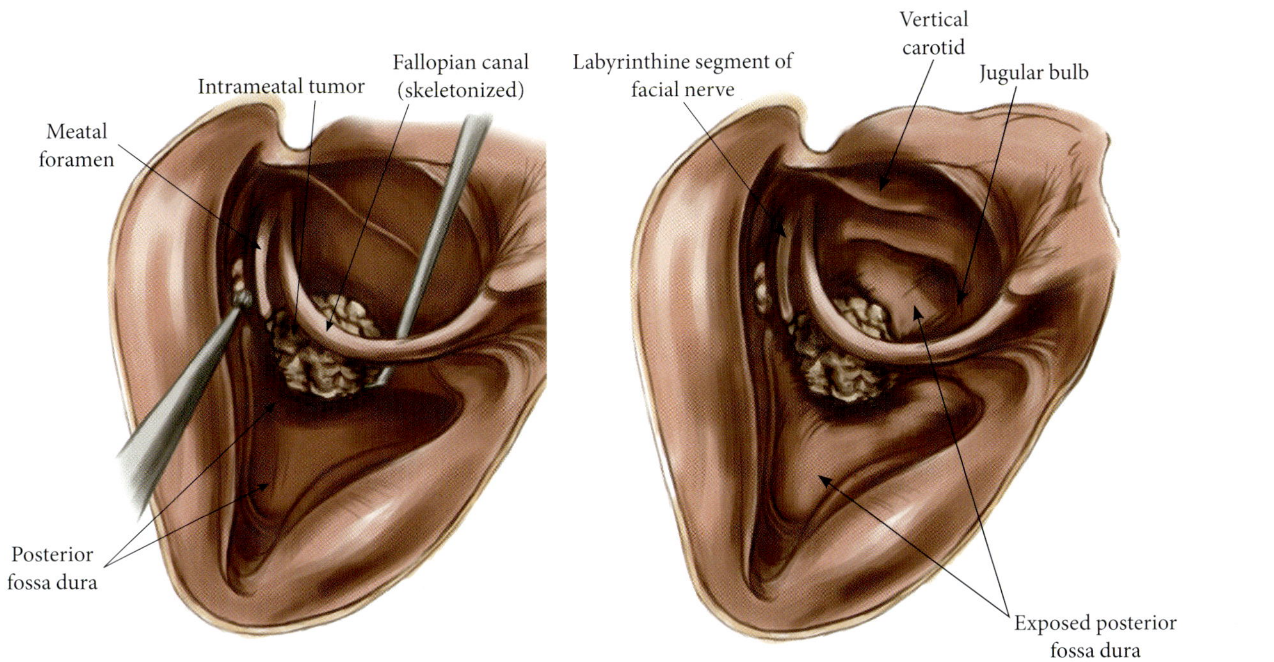

Fig. 10-2. Exenteration of otic capsule.

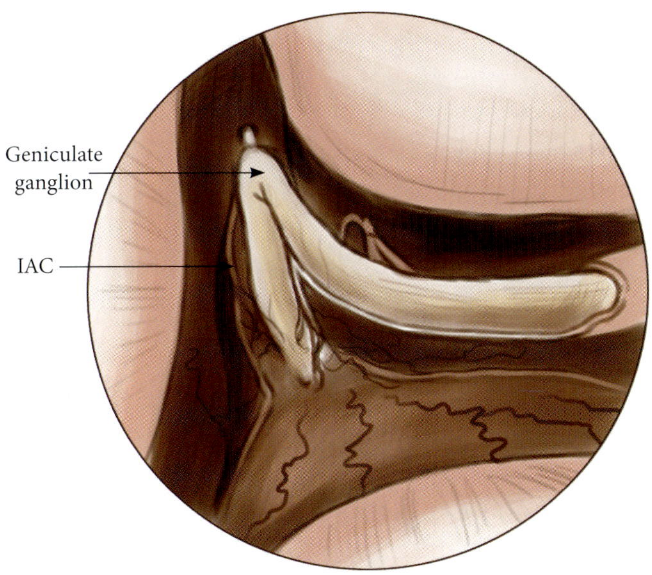

Fig. 10-3. Facial nerve exposure.

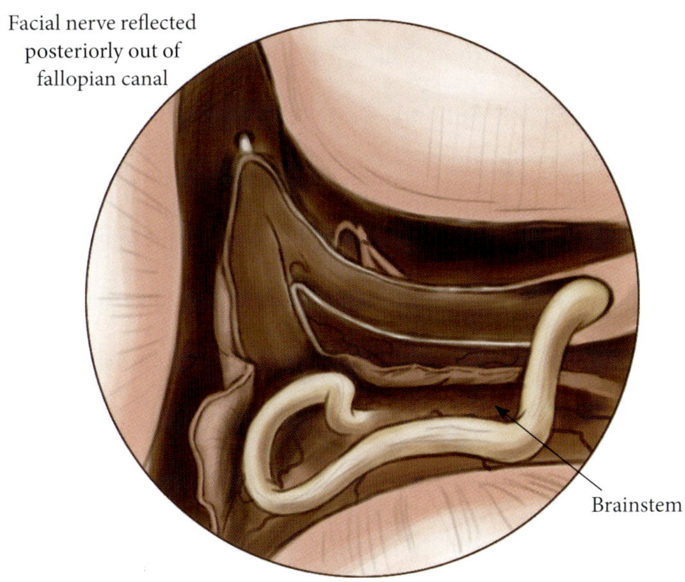

Fig. 10-4. Facial nerve rerouting.

Dissection Tips

1. 외이도를 폐쇄하고, 유양동과 중이강내의 모든 함기세포와 점막을 모두 제거하는 subtotal petrosectomy를 시행한다.
2. Translabyrinthine approach와 같은 방법으로 골성 미로를 제거한 후에 내이도(IAC)를 노출시킨다.
3. Transotic approach에서는 안면신경을 보존하면서 시행해야 하므로 안면신경관 주변의 뼈, 특히 Fallopian canal의 내측에 뼈를 적당히 남겨두는게 좋다.
4. 안면신경 전방부를 드릴할 때에는 회전하는 burr shaft에 의해서 안면신경이 손상되지 않도록 주의한다.
5. Trancochlear approach에서는 안면신경을 Fallopian canal에서 분리하여 후방으로 전위(rerouting) 시킨다.
6. 안면신경을 전위시키면 intrapetrous internal carotid artery와 petrous apex의 모든 범위에 대한 광범위한 노출이 가능하게 된다.

실제 수술시 고려해야 할 사항

- Transotic approach와 Transcochlear approach는 청신경종양이나 추체골에 발생한 종양이 cerebellopontine angle tumor가 전방부에 위치하여 Translabyrinthine approach로 접근이 어려운 경우나 와우를 침범한 경우에 시행한다.
- 안면신경기능이 정상인 경우에는 안면신경을 원래 위치에 둔 상태에서 병변을 제거할 수 있는 Transotic approach를 시행한다.
- Transcochlear approach는 안면신경을 원래의 위치에서 후방으로 전위시키고 전정미로를 포함한 대부분의 내이 구조물을 제거한다.
- Transcochlear approach는 안면신경의 전장을 원래의 안면신경관에서 유리시켜서 후방으로 전위시키므로 수술 후 안면신경마비의 발생을 피하기 어렵다.

CHAPTER 11

Tympanoplasty / Myringoplasty

Landmarks:

Tympanosquamous suture
Tympanomastoid suture
Fibrous annulus
Bony annulus

본 장에서는 주로 천공된 고막의 재건에 대해 다룰 것이므로 tympanoplasty의 한 단계인 고막 재건과 고막재건술[myringoplasty(고실과 유양동의 다른 처치없이 고막의 천공만을 막는 시술)]이 모두 포함된다.

고막 천공의 위치 및 분류

Classification of perforations of the pars tensa (Fig. 11-1, 11-2).

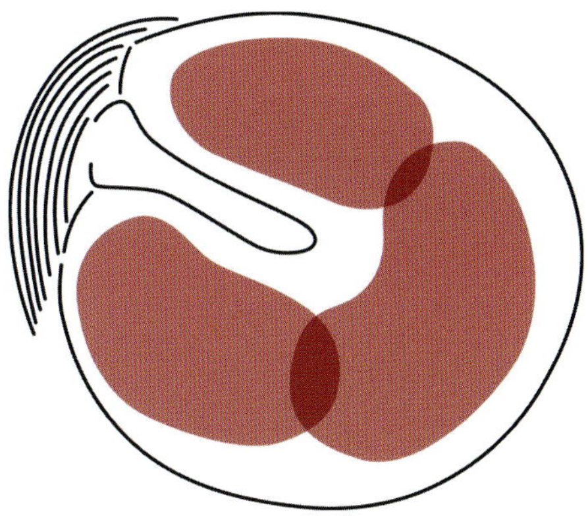

Fig. 11-1. Anterior, posterior, and inferior perforations.

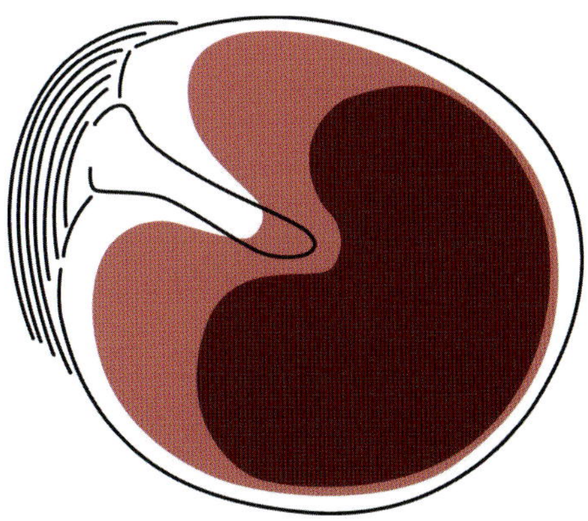

Fig. 11-2. Subtotal and total perforations.

Anesthesia

Table 11-1. 중이수술에서 마취의 종류와 적응증	
국소마취	Cooperative adults with dry, noninfected ear No evidence of mastoid disease
전신마취	Extensive disease of tympanic cavity Mastoidectomy or canaloplasty Children, uncooperative adults, anxious patients Patients who prefer or request general anesthesia Teaching situations Long lasting procedures more than 1.5-2 hours

국소마취시 sedation을 위하여 premedication을 하는데 여기에는 여러가지 약제가 사용 될 수 있으며 의식소실, 호흡억제 등의 합병증을 확인하기 위하여 수술 중과 수술 후 모니터링이 필요하다.

국소마취법

수술 10분 전에 시행한다. Draping 전에 시행하면 수술시간을 줄일 수 있다. 전신마취를 하는 경우에도 동일한 방식으로 주사한다. 단, 차이점은 lidocaine의 농도가 낮아도 된다는 점이다.

1. Postauricular injection: postauricular fold 또는 incision line을 따라 주입한다. 같은 부위에서 바늘을 외이도를 향하여 앞으로 깊게 진행하여 외이도 피부 아래의 후부, 상부, 하부에 주사한다.
2. Meatal injection: 외이도를 speculum으로 열고 외이도 골부 시작부위의 12시, 3시, 6시, 9시 방향에 바늘의 사단이 골부를 향하게 하여 subperiosteal injection한다. 이 때 vesicle, hematoma, rupture가 생기지 않도록 주의하며 천천히 주입한다(transcanal approach를 하는 경우에는 이 단계만 시행).
3. Endaural approach로 temporalis fascia를 harvest 하는 경우에는 별도의 절개선을 위하여 귓바퀴 위쪽에 제일 먼저 주사한다.
4. Microscope하에서 고막에 가까운 외이도 후상방에 주입한다.

Approaches to the middle ear

1. Transcanal approach
12시와 6시 방향에서 시작하고 외이도 후벽에서 삼각형 또는 사각형으로 만나는 medially-based tympanomeatal flap을 만든다.
2. Endaural approach
    - Intercartilaginous incision: Helix 앞부분과 tragus 사이의 절개선으로 crus of helix를 따라 2~3 cm 평행하게 올라간다. Superficial temporal vein의 손상을 주지 않기 위하여 너무 힘을 주어 절개하지 않는다.
    - Circumferential incision: Posterior meatal skin에 6~12시 방향 사이에 절개하는 선으로 intercartilaginous incision과 연결한다(Fig. 11-3).
    Circumferential incision의 위치는 깊이에 따라 lateral과 medial로 나눈다(Table 11-3, Fig. 11-4). 또한 그 범위는 천공의 위치와 크기에 따라 다양하게 변형될 수 있고, canal wall skin을 제거하여 free graft로 사용할 경우 보존하는 vascular strip의 방향에 따라서도 범위를 변형할 수 있다(Table 11-2).

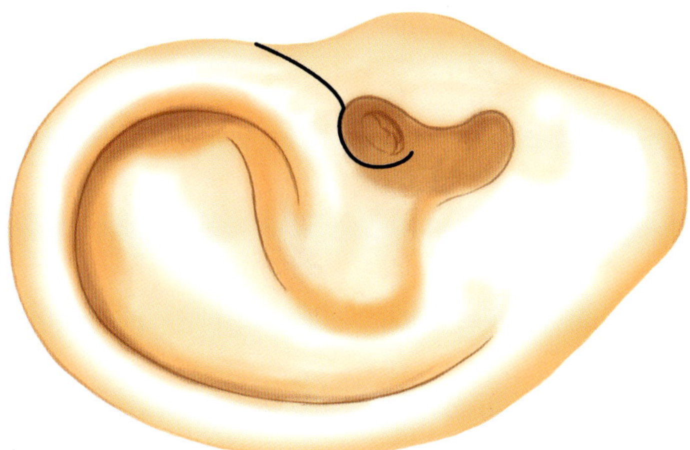

Fig. 11-3. Endaural approach.

Table 11-2. Circumferential Incision의 범위와 Vascular Strip의 예(오른쪽 귀)	
Superior vascular strip	2~12시
Anterior vascular strip	1~5시
Inferior vascular strip	4~7시
Posterior vascular strip	12~7시(tympanosquamous suture – tympanomastoid suture)

3. Retroauricular (postauricular) approach

- Retroauricular incision: 5~10 mm behind the retroauricular sulcus (fold).
- Curved incision through the fibrous tissue and periosteum: bony meatus의 가장자리에서 약 5 mm 뒤쪽에 가한다.
- Circumferential incision in the posterior meatal skin (Table 11-3, Fig. 11-4)
  - Circumferential incision을 가하지 않고 canal skin 전장을 들어올릴 수도 있다.
  - Circumferential incision은 oblique하게 넣는 것이 더 쉽고, skin flap의 길이가 길어져 bony defect를 덮기가 쉬우며, flap edge가 더 얇은 장점이 있다.

Table 11-3. Circumferential Incison의 종류

Circumferential Incision	Level	Tympanomeatal Flap
Lateral	Suprameatal spine과 외이도 중간 어느 곳이나	Longer
Medial	고막과 외이도 중간 어느 곳이나	Shorter

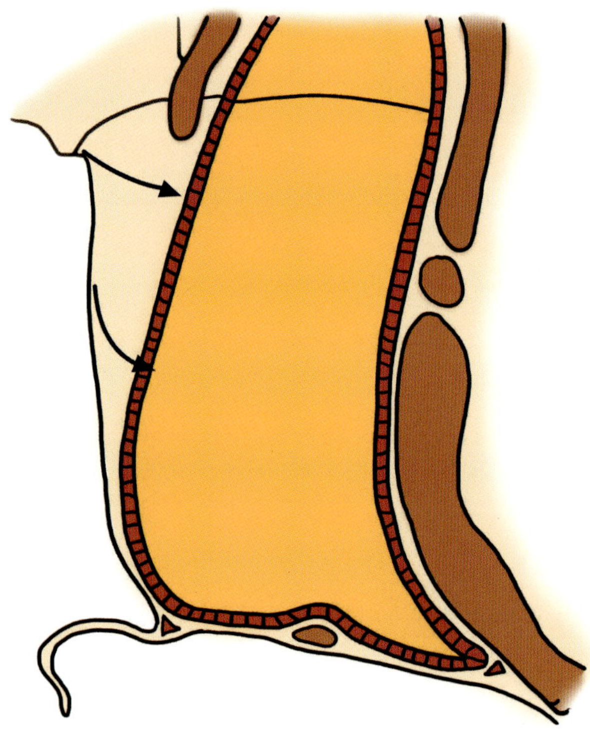

Fig. 11-4. Lateral and medial circumferential incision in the posterior meatal skin.

Harvesting of the graft

Table 11-4. Terminology of the Graft

Autogenous graft	Autograft	Same person
Allogenous graft	Allograft (homograft)	Another person
Xenogenous graft	Xenograft (heterograft)	Animal
*Isograft: from a genetically identical person		

자가이식으로 사용되는 이식편의 종류 *Autogenous graft materials*

- Temporalis muscle fascia
- Perichondrium: tragal, conchal
- Cartilage: tragal, conchal
- Periosteum: mastoid process
- Vein: greater saphenous v., cubital v.
- Fatty tissue: ear lobule
- Subcutaneous tissue
- Fascia lata
- Skin: ear canal, retroauricular

고막재건술의 술기 *Myringoplasty techniques*

고막재건술의 분류 *Classification of myringoplasty techniques*

Graft placement 방법에 따라 onlay technique과 underlay technique으로 나누고(Table 11-5), epithelial covering 방법(no flap, skin flap, skin graft)에 따라 다시 각각 세분화된다(Table 11-6, 11-7). Flap 디자인은 천공의 위치와 크기, 술자에 따라 다양하게 변형될 수 있다.

Table 11-5. Classification of Myringoplasty Technique in Relation to Graft Placement

	Graft Placement	Elevated Tissue
Onlay technique	On the fibrous annulus	Canal skin, epithelium of drum remnant
Underlay technique	Under the fibrous annulus	Canal skin, entire drum remnant, fibrous annulus

Table 11-6. Onlay Technique

With removal of epithelium (no flap)	천공 주변의 epithelium을 제거하고 lamina propria 위에 graft만 덮는다. 이 때 fascia의 크기가 epithelial edge에 겹치지 않도록 denuded area에 딱 맞아야 한다. Total perforation에는 거의 사용하지 않는다.
Onlay epithelial flap techniques	Lamina propria 위로 tympanomeatal flap을 든다. Fascia를 annulus 위에 놓아 천공을 막고 skin flap을 제자리에 위치시켜 graft edge를 덮는다.
Onlay sandwich techniques	Vascular stip을 남기고 circumferential incision과 radial incision을 넣어 drum remnant epithelium과 ear canal skin을 완전히 제거한다(skin graft). Fascia를 annulus 위에 놓고 skin graft를 annulus 부위가 덮이도록 원래 위치보다 약간 medial로 재위치시킨다.

Table 11-7. Underlay Technique

Techniques without tympanomeatal flap	Tympanomeatal flap을 들지 않고 perforation을 통하여 drum remnant 아래에 grafting 한다
Techniques with tympanomeatal flap	Tympanotomy하여 fibrous annulus를 들어올리고, fascia를 drum remnant와 fibrous annulus 아래에 놓고 flap으로 덮는다. 다음과 같은 술기들이 많이 사용된다. • Swing-door technique: 9시 방향에 radial incision을 넣어 superior flap과 inferior flap을 만든다(Fig. 11-5). • Large tympanomeatal flap technique: radial incision을 넣지 않는다. • Total elevation of fibrous annulus: total perforation에서 fascia를 bony annulus 위에 놓기 위한 방법이다.
Underlay sandwich techniques	Onlay technique에서와 마찬가지로 ear canal skin을 제거하고 fascia는 annulus 아래에 놓고 skin graft는 annulus 위에 놓는다.

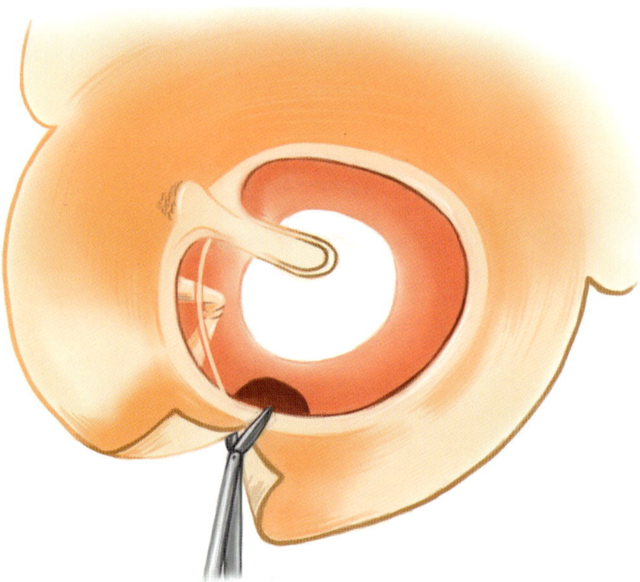

Fig. 11-5. Swing – door technique.

General principles of myringoplasty techniques

1. 천공 가장자리로부터 keratinized squamous epithelium을 제거한다. Keratinized epithelium이 onlay 법에서는 graft와 drum remnant의 외면 사이에, underlay 법에서는 graft와 drum remnant의 내면 사이에 남아서는 안된다.
2. Underlay 법에서는 천공 아래의 mucosa도 elevation하여 넓게 제거한다. 특히 천공의 anterior edge와 annulus 부위가 중요하다.
3. Underlay 법에서는 graft가 drum undersurface에 확고하게 접촉하도록 해야 한다.
    - Drum remnant와 annulus 아래의 mucosa를 제거하고 gelfoam packing으로 지지하는 방법(Fig. 11-6)
    - Drum remnant와 annulus 아래의 mucosa를 들고 gelfoam packing으로 지지하는 방법(Fig. 11-7)
    - Suspension법(Fig. 11-8)
    - Bony annulus 위에 올리는 방법(Fig. 11-9)
4. Fascia에 slit이나 hole을 만들어(Fig. 11-10) malleus handle 아래에 놓으면 lateralization을 예방할 수 있다.

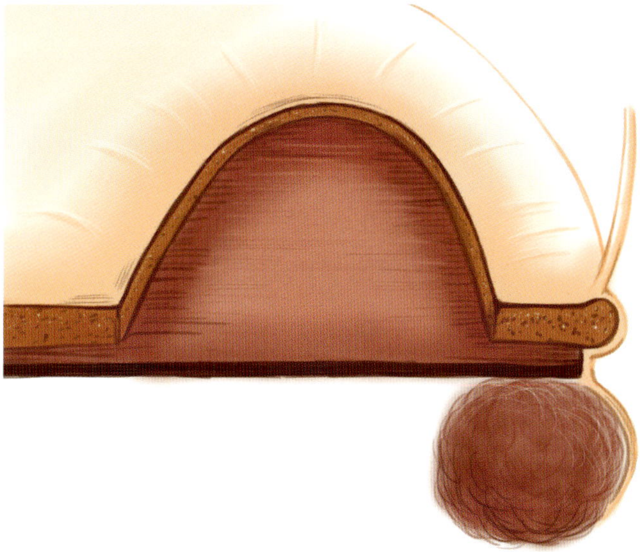

Fig. 11-6. Total 또는 subtotal perforation에서 annulus 아래의 musosa를 제거한 후 denuded bone에 붙이고 gelfoam ball로 견고하게 고정한다.

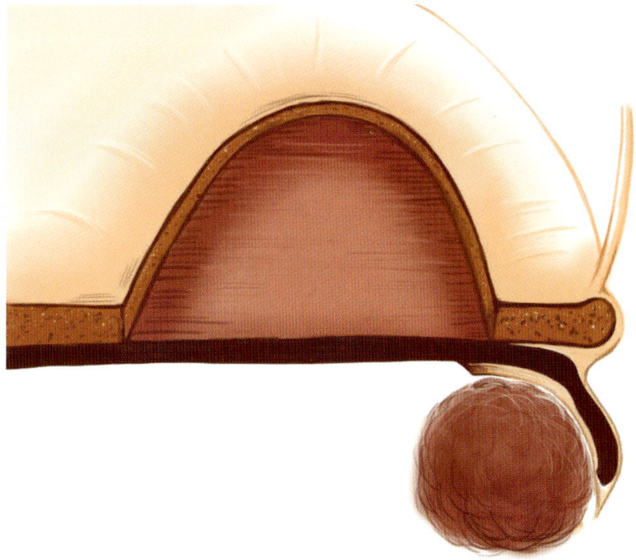

Fig. 11-7. Total 또는 subtotal perforation에서 musosa를 annulus와 bone으로부터 들어올려 포켓을 만들고 fascia를 mucosa와 annulus 사이에 넣은 후 mucosal flap을 제자리에 위치시키고 gelfoam ball로 견고하게 고정한다.

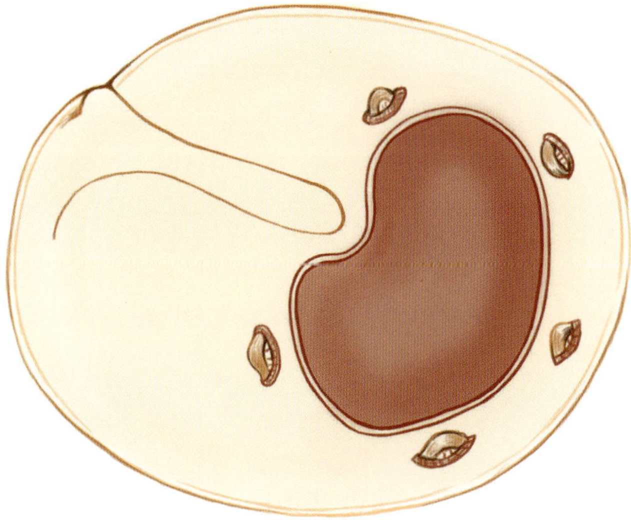

Fig. 11-8. Suspension법: Drum remnant나 ear canal skin (total perforation인 경우)에 hole을 만들고 fascia를 drum remnant 아래에 놓은 후 hole을 통해 가장자리를 잡아서 끌어올린다.

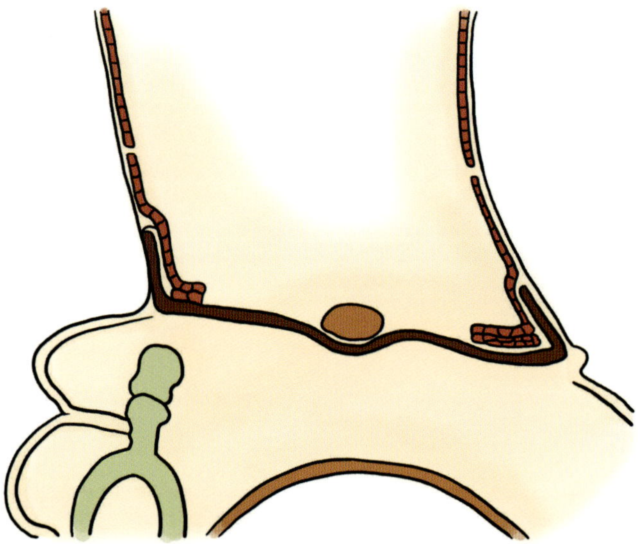

Fig. 11-9. Bony annulus 위에 올리는 방법: Fibrous annulus 전체를 들고 fascia를 bony annulus 위에, fibrous annulus 아래에 놓는다.

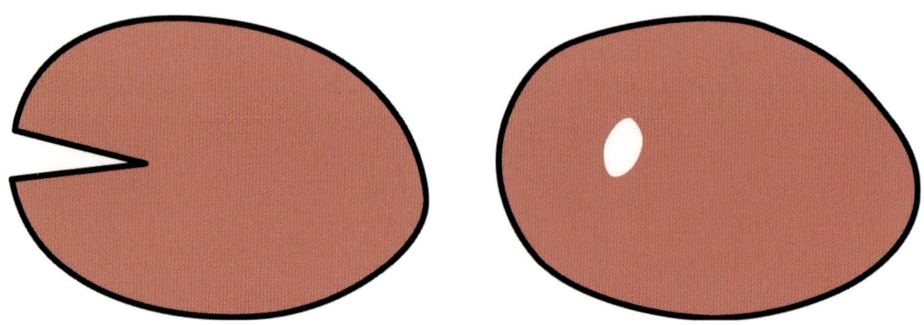

Fig. 11-10. Slit (left) and hole (right)

Dissection tips

1. 고막의 상부가 바깥쪽으로 기울어져 있는 점에 유의하여 피부절개선이 고막륜에 닿지 않게 절개한다.
2. 고삭신경이 나오는 부위는 중이강으로 접근시 만나게 되므로 이 부위의 확인이 필요하며, 고삭신경은 손상받지 않도록 주의한다.

실제 수술시 고려해야 할 사항

1. 석회화된 tophi가 고막에 있는 경우는 꼭 제거할 필요는 없으나 고막의 진동에 장애가 되는 부분은 제거하는 것이 좋다.
2. 염증이 없는 외상성 고막천공의 수술시에는 외이도 피부가 얇아서 피부 거상시에 찢어지는 경우가 있으므로 주의한다.
3. 고정맥구(high jugular bulb)가 있는 경우에는 중이강 노출시 정맥구 손상으로 출혈이 일어날 수 있으므로 수술 전 CT 확인이 중요하다.
4. 근막이 너무 건조하면 중이내에서 조작이 어려우므로 항생제가 포함된 saline에 잠시 적신 후에 사용하는 것도 가능하다.

CHAPTER 12

Canaloplasty

Landmarks:

Glenoid fossa
Middle fossa plate
Malleus-incus complex
Aberrant facial nerve

Skin incision and periosteal flap elevation

피부 절개는 여러가지 방법이 사용되는데 auriculoplasty가 시행된 상태의 경우에는 주로 이후부 절개를 시행하고 microtia 상태의 경우에는 grade에 따라 Heerman 절개나 Z-plasty 절개법을 이용하게 된다. 외이재건술이 먼저 시행된 경우에는 삽입된 늑연골이 노출되지 않게 조심한다. 고실성형술을 위해 측두근막을 채취한다(Fig. 12-1).

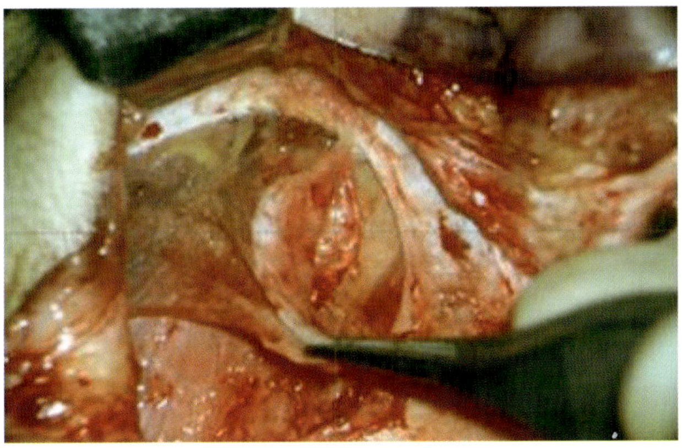

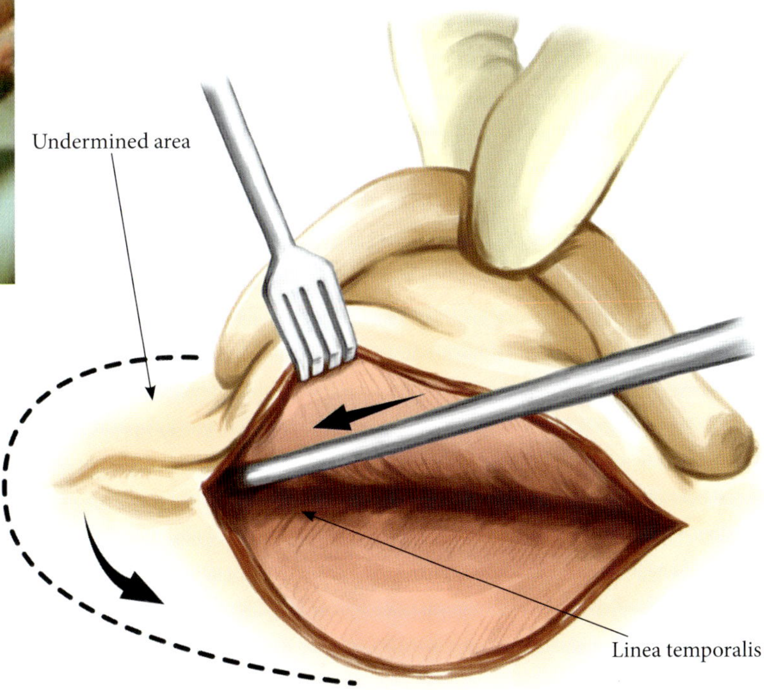

Fig. 12-1. 측두근막의 채취.

예상되는 외이도 입구부의 골막을 남겨둔 채 전방과 하방으로 연결된 2개의 피부 피판을 만들고 피부하 조직과 유돌부 골막을 앞쪽으로 들어올려 측두하악 관절 부위까지 보이도록 노출시킨다. 이때 안면신경의 주행이상으로 측두골 외측신경이 손상될 수 있으므로 절개시 주의를 요한다. 고실외이도피판(tympanomeatal flap)을 골막과 함께 거상시킬 때 흡인기는 피판에 직접 닿지 않도록 하고 간접흡인으로 피판을 보호하면서 박리한다(Fig. 12 2).

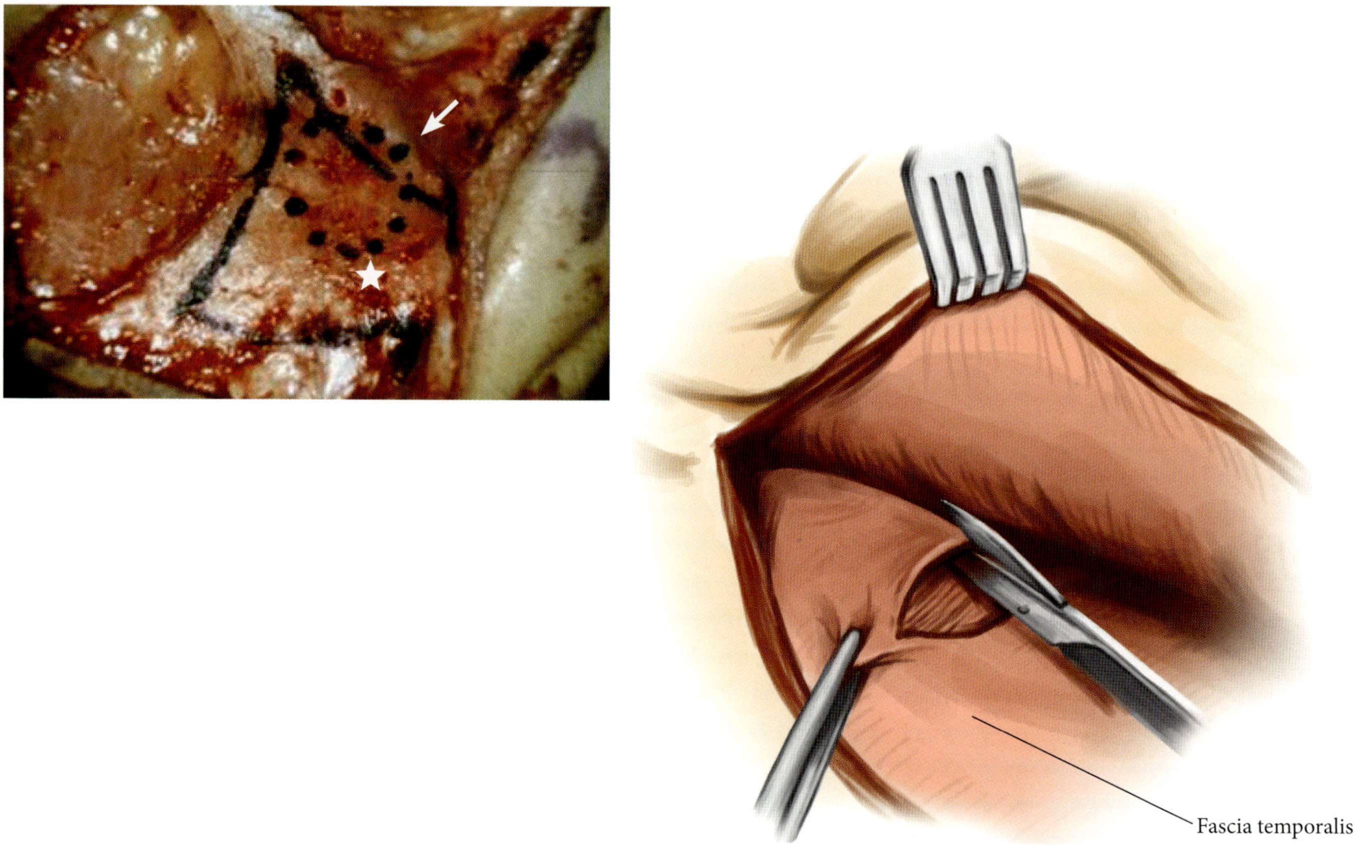

Fig. 12-2. 골막 거상 방법. 피부를 절개한 후 피하조직과 골막을 전방으로 측두하악관절까지 노출시키도록 거상한다. 화살표, anteriorly based periosteal flap; 별, inferiorly based periosteal flap.

Exposure of epitympanum

접근방법으로 폐쇄골판을 통한 중이로 직접 접근하는 전방접근법이 주로 사용된다. 외이도 드릴은 잔존한 고실부의 흔적이 확인될 때에는 바로 그곳을 통해 드릴해서 들어가나 보통은 확인되지 않는 경우가 더 많아 이 때에는 상방으로는 중두개와의 경막판, 전방은 측두하악 관절을 기준점으로 드릴을 시작하고 중두개와, 하악관절와, 유돌봉소가 그 경계를 이룬다(Fig. 12-3).

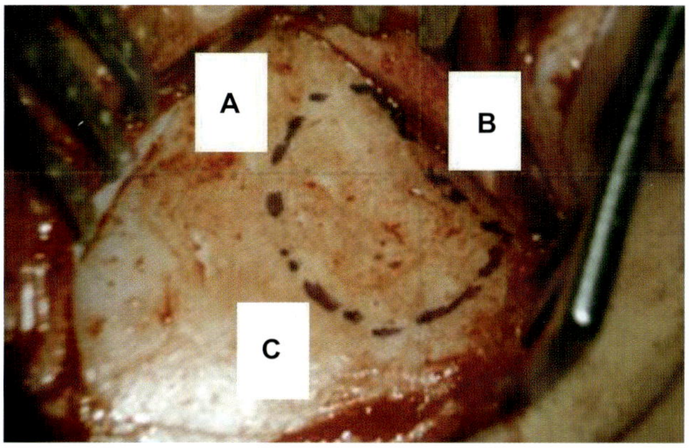

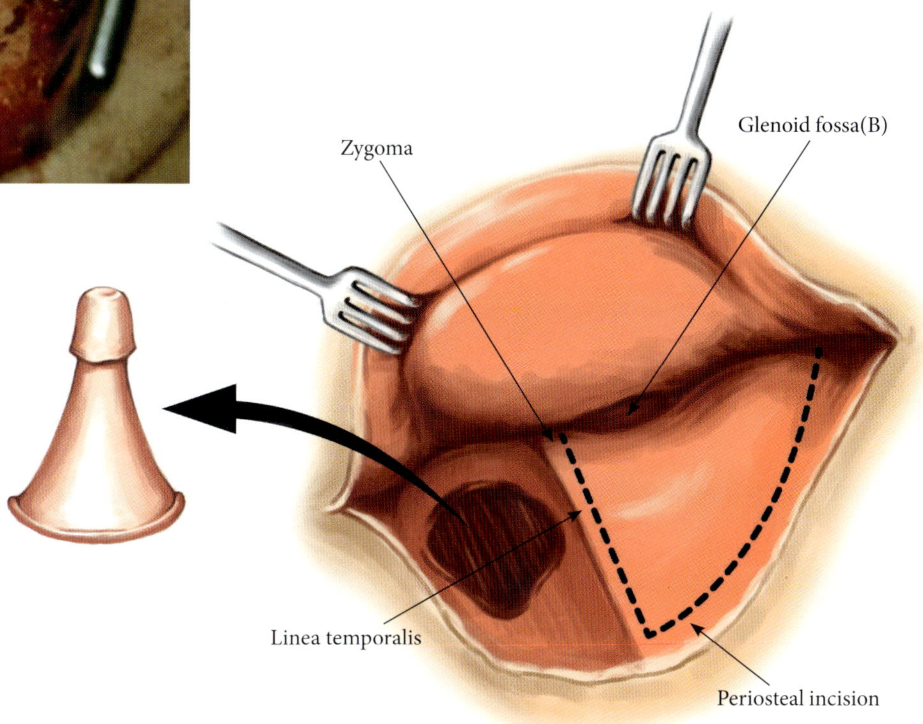

Fig. 12-3. 전방접근법의 landmark. A) 중두개와 경막판, B) 측두하악관절, C) 유돌봉소.

폐쇄골판 외측으로는 약간의 함기봉소가 있는 경우가 많으나 전반적으로 단단한 골성분이므로 주위 구조와의 관계를 확인하고 드릴의 방향을 잘 점검한다. 중이로 처음 들어가는 곳은 상고실이어야 하는데, 이를 찾는 지표는 역시 상부로는 중두개와 경막이고 앞쪽으로는 측두하악관절이다. 드릴링을 최대한 앞쪽으로 진행하여 하악와의 후벽을 가능한 한 얇게 만들어야 유돌부로 들어가는 것을 방지할 수 있다(Fig. 12-4).

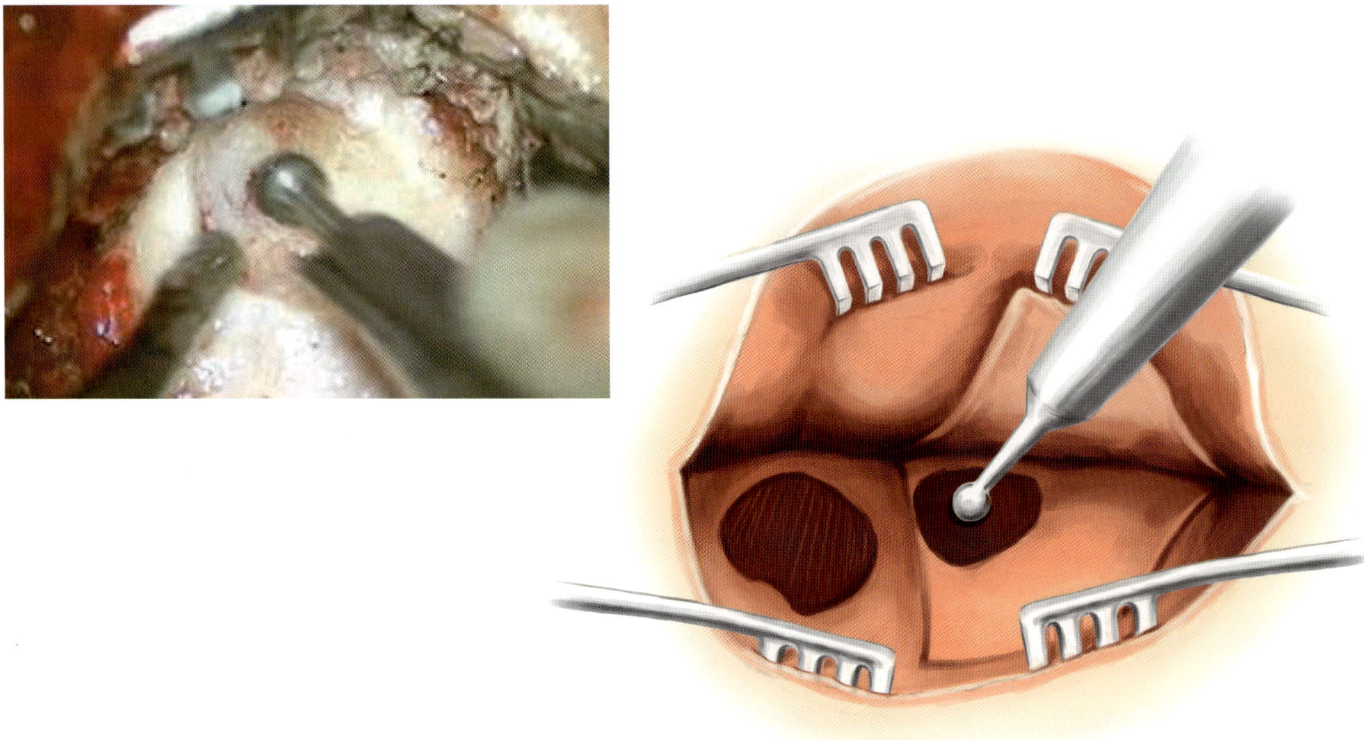

Fig. 12-4. Landmark를 따라 상고실 방향으로 드릴링을 진행한다. 유돌부로 들어가지 않도록 주의한다.

때로는 골판의 후반부에 결손이 있어 유양동구로 통하는 경우는 골판의 상부를 따라 앞쪽으로 드릴함으로써 쉽게 중이강을 찾을 수 있다. 새로 형성된 외이도의 전벽은 전방으로 연결된 골막피판(anterior based periosteal flap)에 의해 경계되도록 위치시킨다. 드릴할 때는 상고실부의 이소골 융합체의 내측에 안면신경이 항상 지나며, 안면신경의 제2슬부에서 전방으로 급회전할 때가 많으므로 외이도의 후하방으로 드릴할 때 손상시키기 쉽다는 점을 항상 상기한다. 수술시에는 반드시 안면신경 감시장치(facial nerve monitor)를 사용한다. 이소골과 중이 공간이 확인될 때까지 폐쇄된 외이도를 드릴로 제거한다(Fig. 12-5, 12-6).

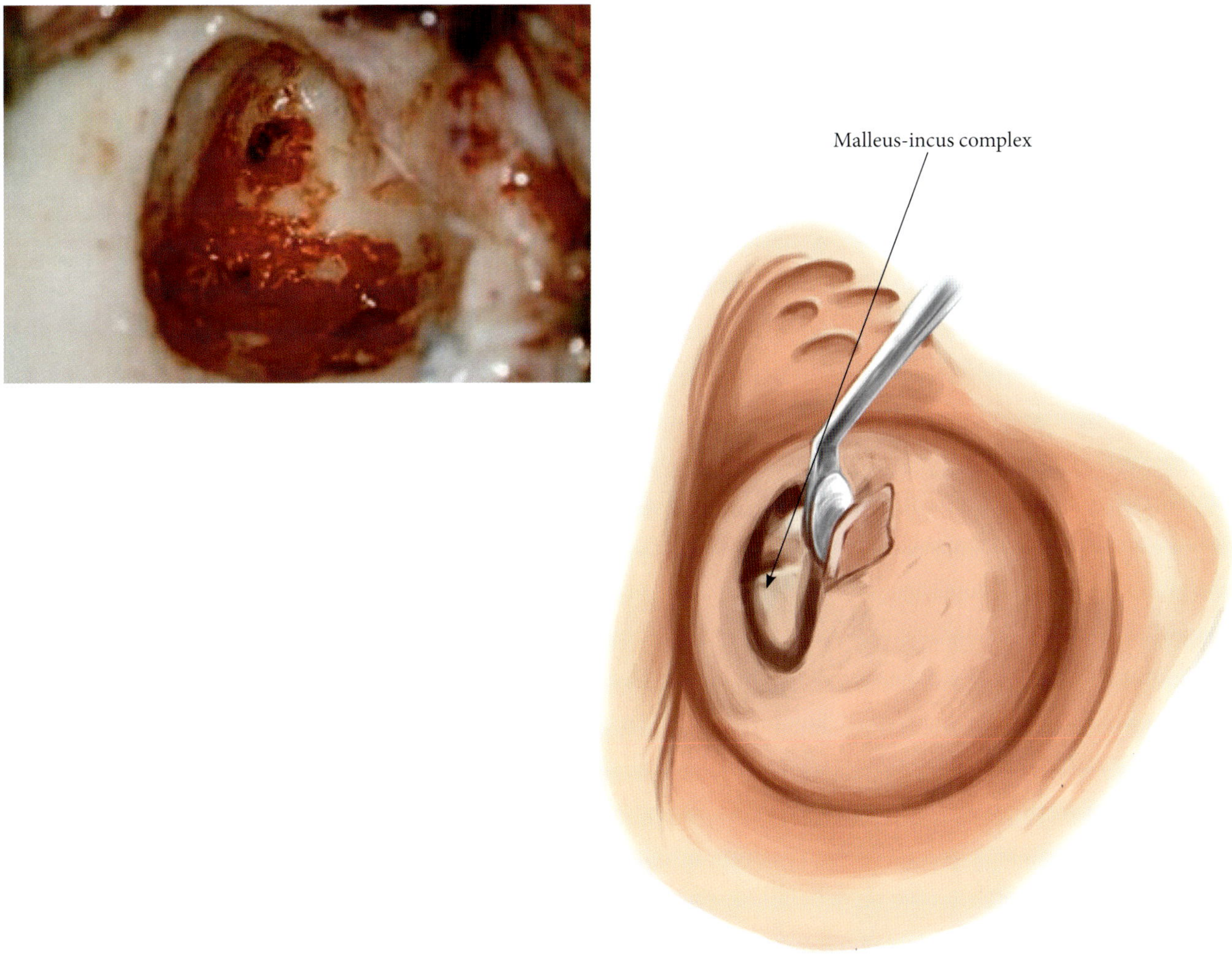

Fig. 12-5. 상고실이 노출된 상태로 폐쇄골판이 보이고 이소골 중합체가 일부 관찰된다.

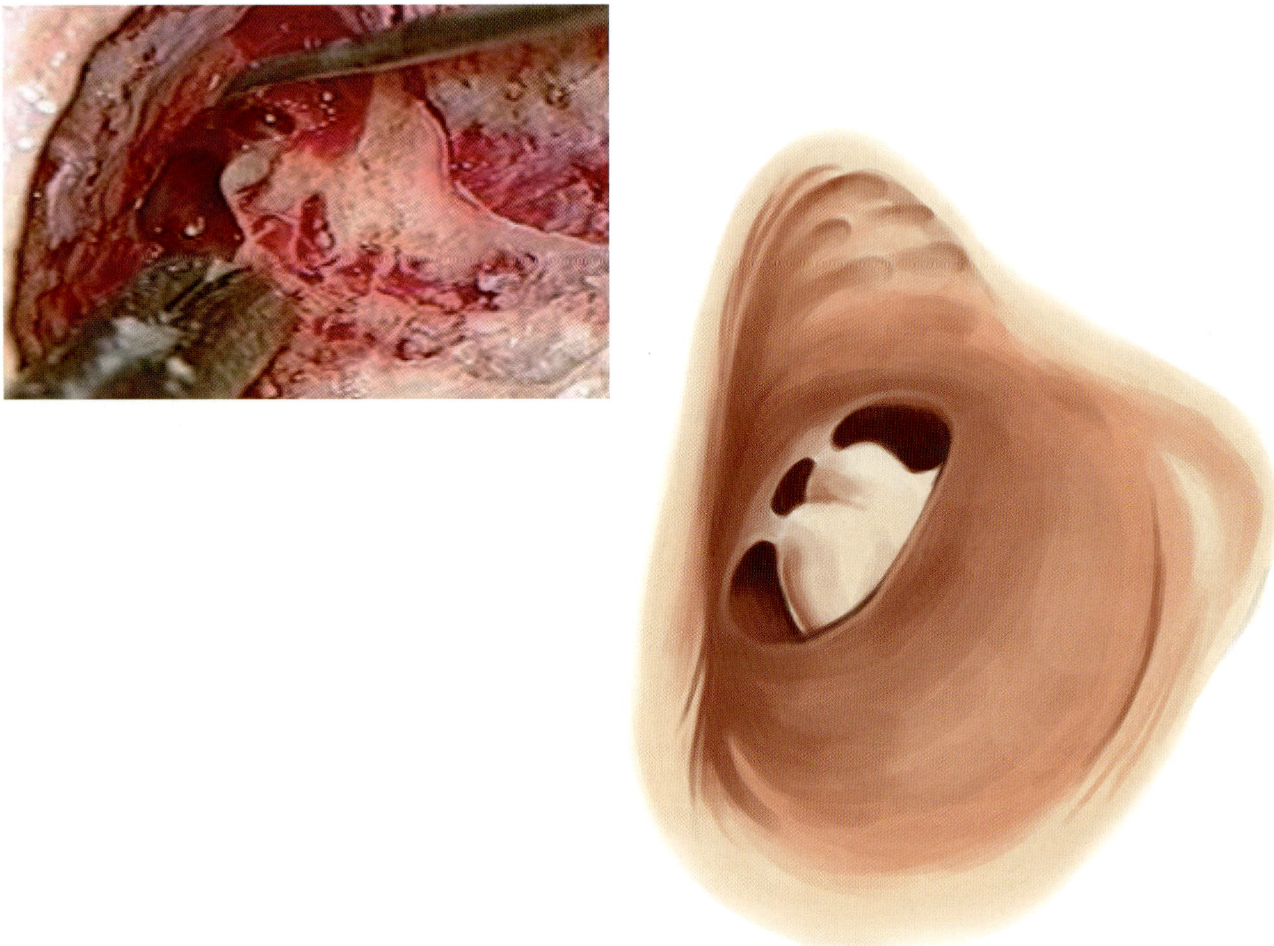

Fig. 12-6. 폐쇄골판을 제거하고 상고실을 확인한 후 이소골 연쇄를 확인한다. 안면신경과 유돌봉소를 주의해야 한다.

Mobilization of the ossicular chain

이소골 연쇄를 노출하는데 추골은 보통 폐쇄골판에 붙어 있으므로 골판을 조심스럽게 다이아몬드 드릴로 얇게 만들어 후크(hook)나 큐렛(curette) 등으로 제거한다(Fig. 12-7, 12-8).

이때 과도한 조작에 의해 내이를 손상시키지 않도록 주의한다. 상고실을 최초로 노출할 때 추골-침골 관 절부위가 나타나게 되는데 이를 애기 둔부모양 같다고 하여 둔부소견(buttock sign)이라 한다. 등골-침골 관절(I-S joint)은 대부분 분리하지 않아도 된다. 침골와(fossa incudis)는 그대로 남겨두어야 하고, 그 외 이소골 융합체와 외이도 골벽 사이는 적어도 2~3 mm 간격이 있도록 골벽을 넓게 제거해야 하며 이소골이 새로운 외이도의 중간에 놓이도록 하고 형성된 외이도를 가능하면 크고 매끈하게 만든다. 외이도 입구가 고실륜보다 2배 정도 넓게 형성되도록 하고 외이도 입구에서 고실륜의 전방향이 모두 관찰될 수 있어야 한다(Fig. 12-9, 12-10).

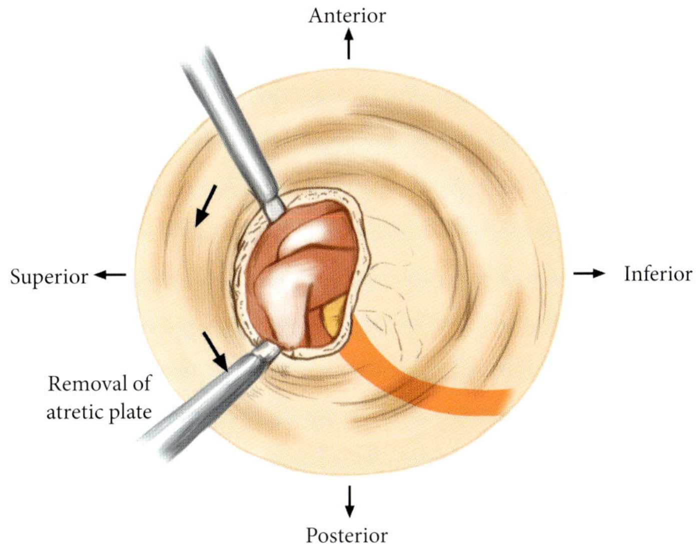

Fig. 12-7. 이소골 조작시에는 폐쇄골판이 추골과 붙어있을 수 있으므로 주의가 필요하다. 안면신경의 고실분절이 관찰될 수 있다.

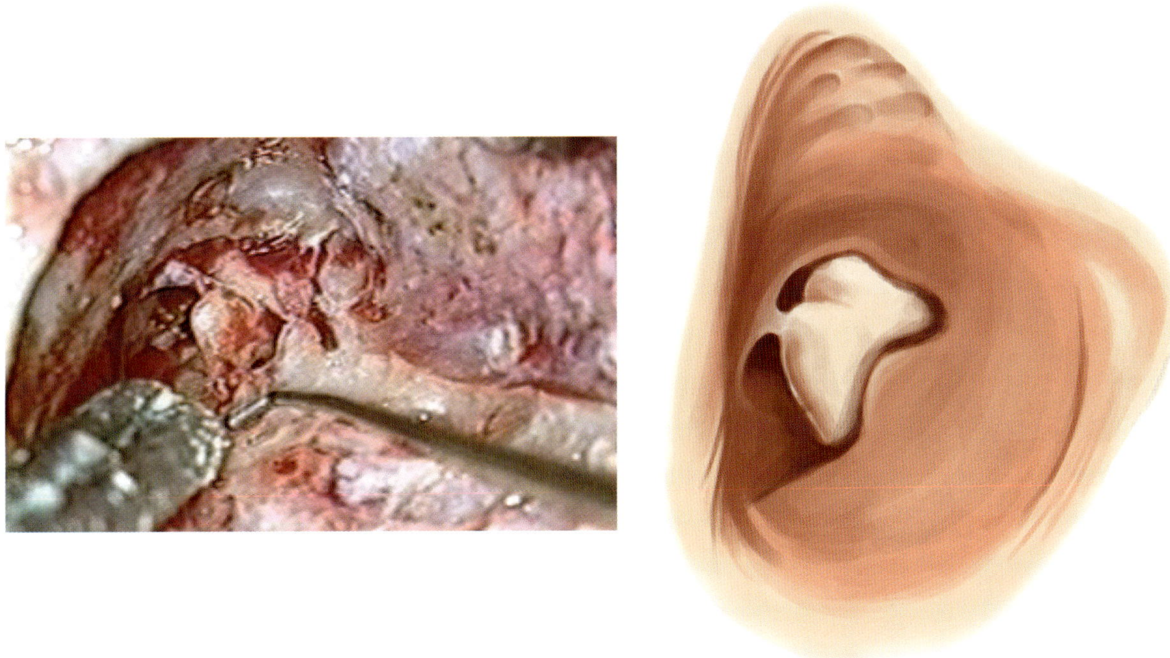

Fig. 12-8. 폐쇄골판을 드릴을 이용하여 얇게 만들고 추골의 손상을 방지하기 위해 curette이나 hook을 이용하여 제거한다.

등골은 보통 중이강이 작고 외측에 이소골 융합체와 안면신경이 지나가므로 잘 보이지 않는 경우가 많다. 그러나 등골 족판과 난원창은 정상적인 경우가 많으므로 비록 외측 이소골의 형태가 기형적이더라도 등골은 가동적일 수 있다. 만약 난원창이 없으면 외반규관에 개창술을 시행할 수도 있으나, 이런 경우, 개창술 시행을 하지 않고 고막이식 후 보청기를 사용하는 것이 좋다.

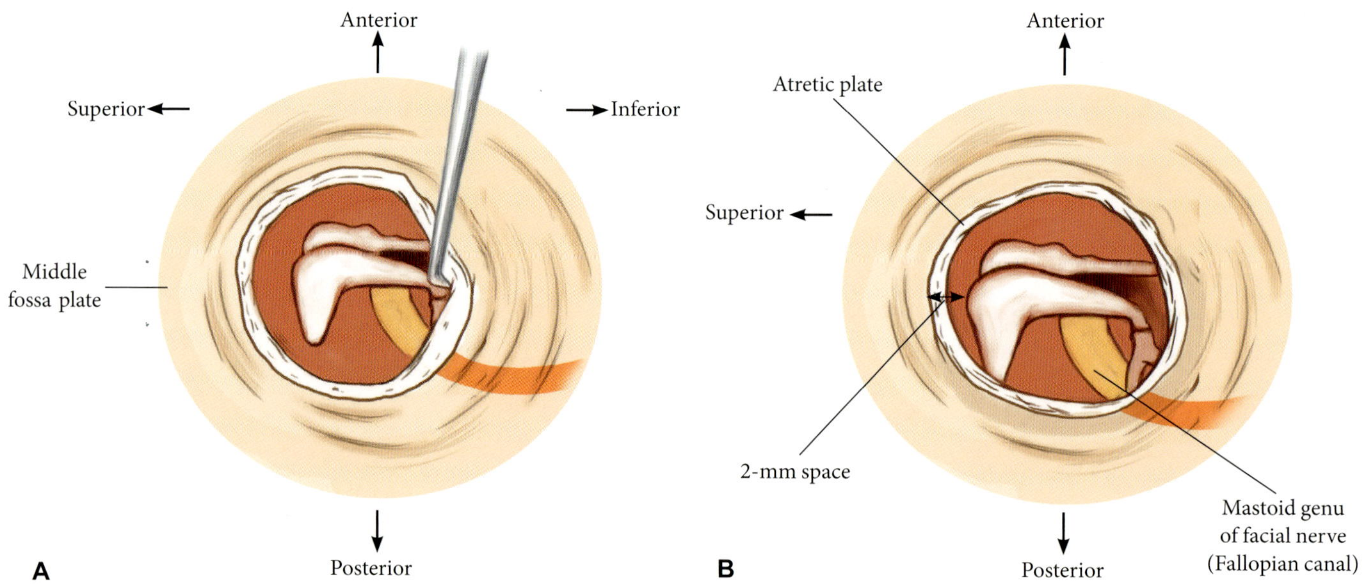

Fig. 12-9. 고막을 위치시키기 위해 새로운 고실륜을 드릴링하여 만들어준다.

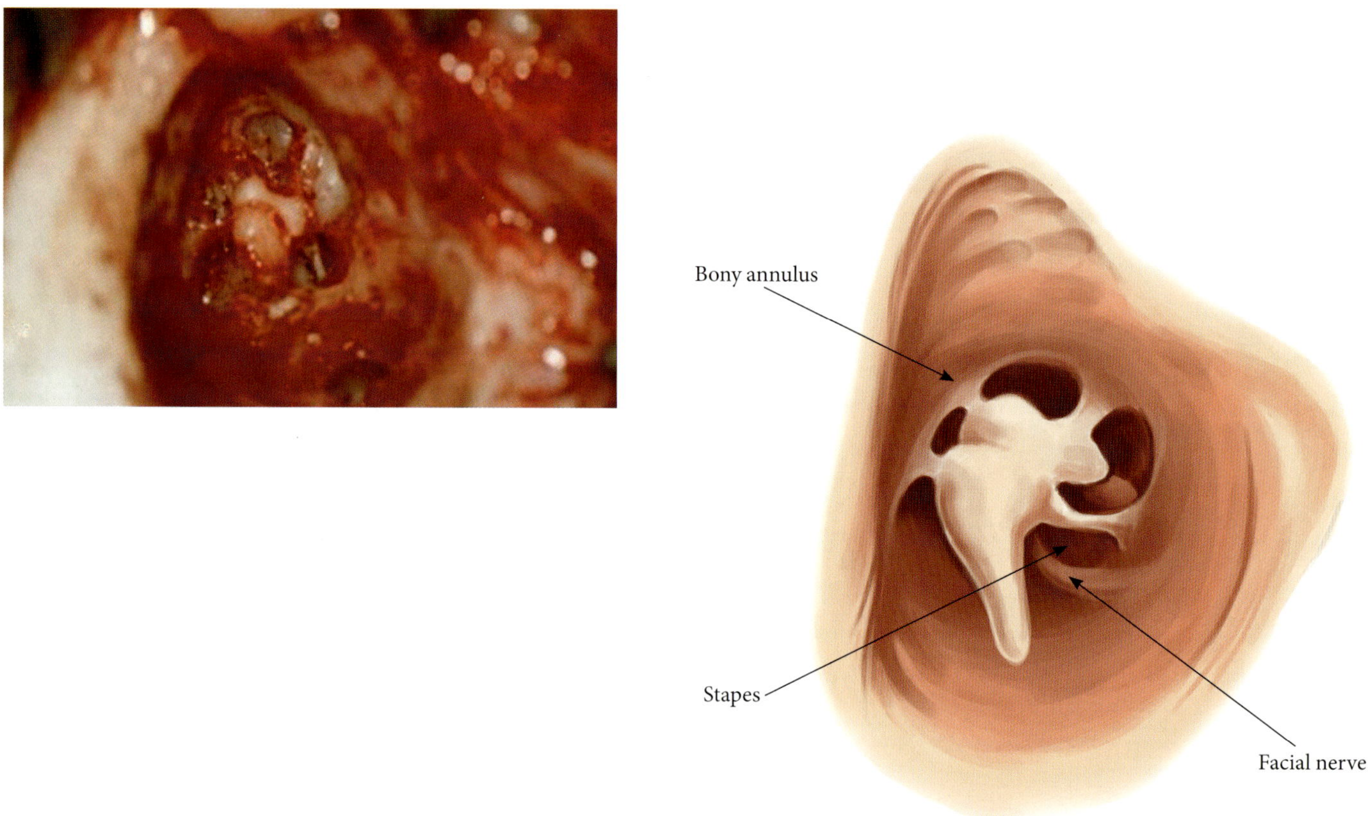

Fig. 12-10. 이소골 연쇄와 고실륜 사이에는 2 mm 이상의 간격이 유지되도록 하고 외이도 입구가 고실륜보다 2배 정도 넓게 만들어준다.

Grafting on the EAC & Anchoring

전방 피부경계를 측두하악관절 부분의 골막에 직접 봉합하게 되므로 새로 형성된 외이도의 앞쪽 벽은 골막과 전방 피부경계로 이루어지게 되고 나일론 2-0를 이용하여 새로 형성된 외이도 입구부에 직접 고정한다. 박리해 놓은 골막 및 피부를 봉합하고 고정하기 위해 유양동에 드릴을 이용하여 구멍을 만든 후 나일론 2-0를 이용하여 봉합하여 외이도 입구부를 형성한다(Fig. 12-11, 12-12, 12-13).

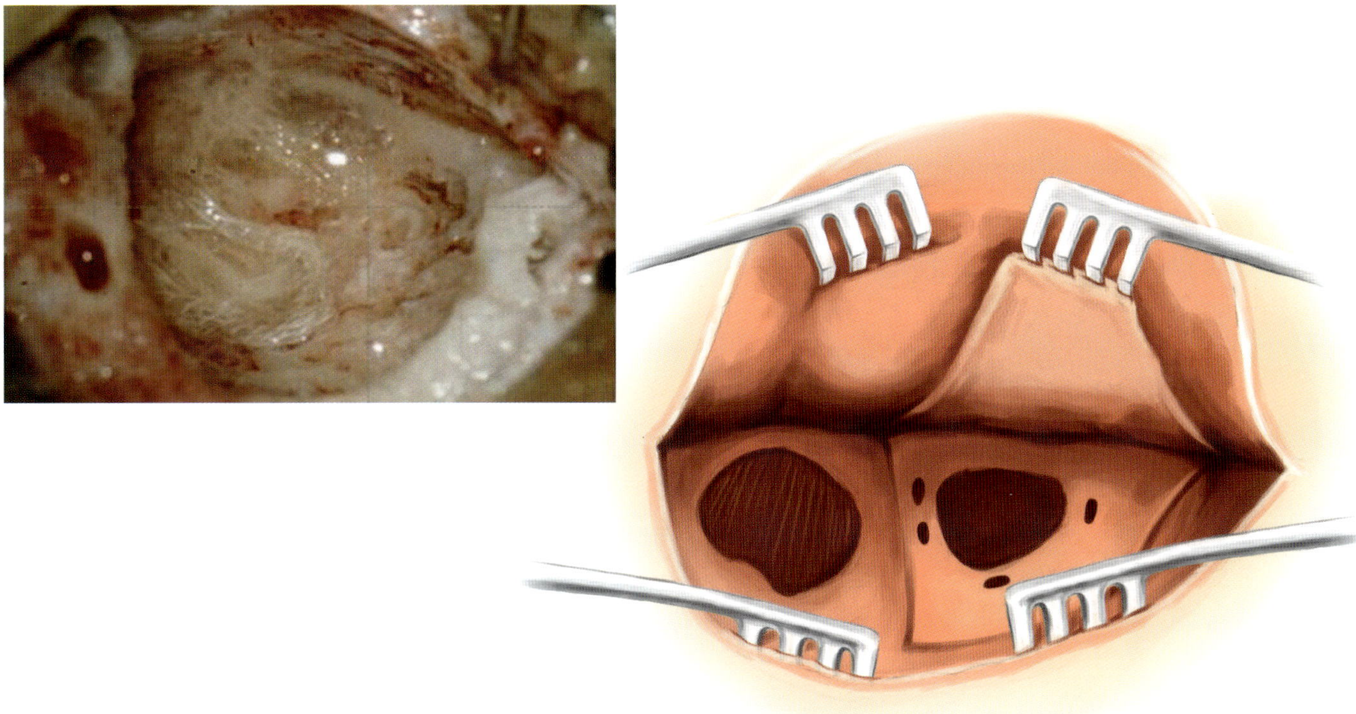

Fig. 12-11. 새로 형성된 외이도. 전방으로 측두하악관절 골막, 상방으로 중두개와 경막판이 경계가 된다. 골막 및 피부와 봉합할 수 있도록 유양동에 드릴링으로 구멍을 만들어 준다.

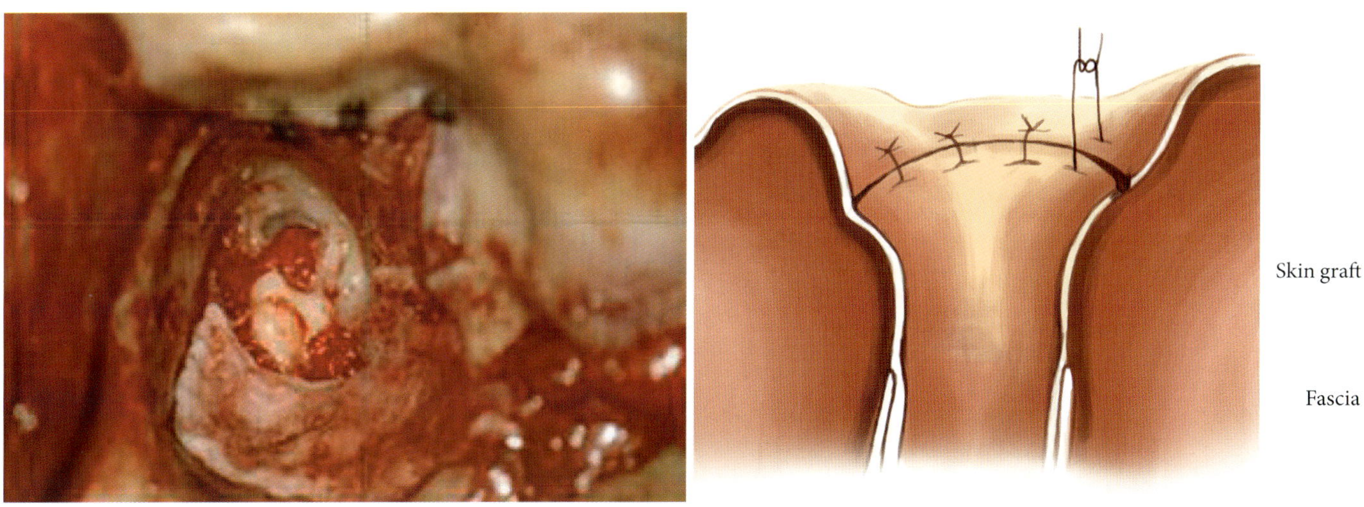

Fig. 12-12. 외이도 전방의 봉합은 측두하악관절 골막과 전방의 피부를 봉합하여 준다.

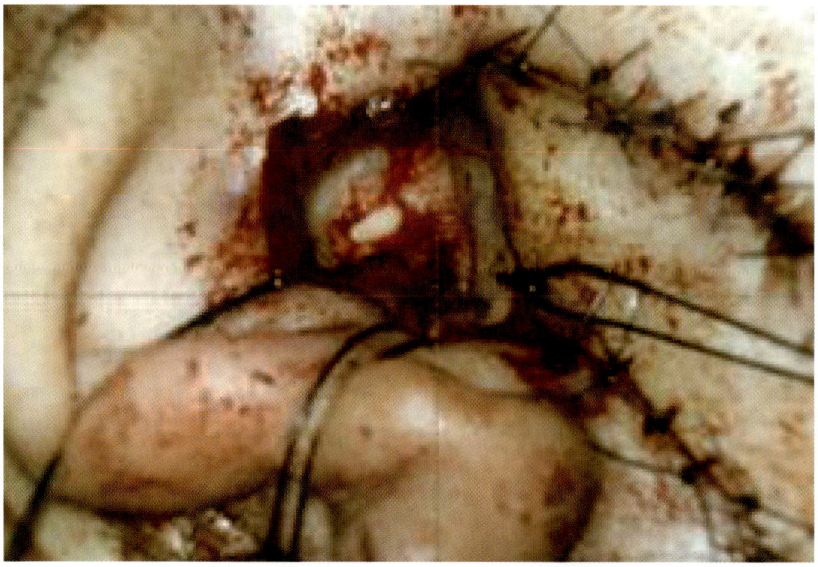

Fig. 12-13. 외이도 상방, 후방에도 골막 및 피부를 드릴링을 통해 만든 구멍에 봉합하여 고정한다.

고막이식과 외이도 성형술을 실시하기위해 이소골 연쇄 주위의 섬유조직이나 유착조직은 완전히 제거한 후 외이도 골벽 주위에 홈을 파서 고실륜을 새로 만들어 얇은 측두근막을 이소골 연쇄 위로 이식한다. 이때 고막의 외측화를 방지하기 위해 근막을 외이도 골벽 앞쪽과 위쪽으로 홈을 만들어 밀어넣는다(Fig. 12-14). 유양돌기부 쪽으로 교통이 있을 때에는 근막과 골판 등으로 철저히 막아 염증이나 육아조직이 발생되지 않게 한다.

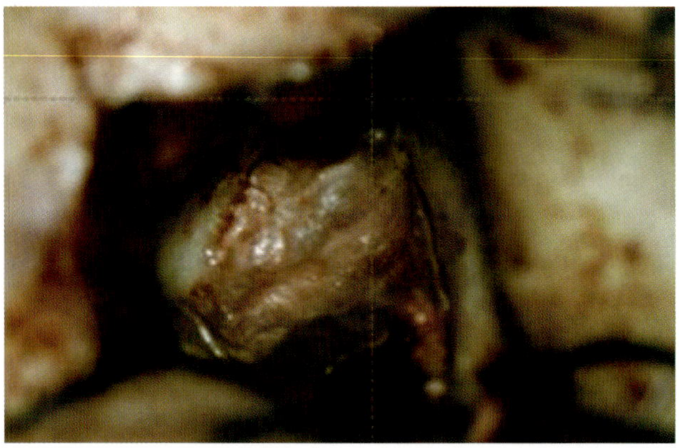

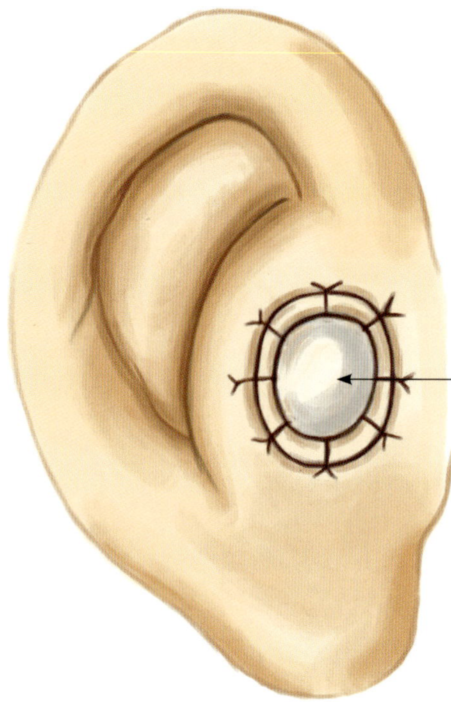

Fig. 12-14. 기존에 채취해 놓은 측두근막을 이용하여 고막성형술을 시행한다. 새로 만들어 놓은 고실륜에 위치시키며 이식하는 것이 중요하다.

외이도 연골부 입구는 엄지 손가락이 들어갈 정도로 정상 크기보다 2배 정도 크게 만들고 연골부의 피부하 연조직들은 전장에 걸쳐 대부분 제거해야 한다. 피부이식은 0.010 inch 두께의 부분층 식피술(split-thickness skin graft) 피부를 만들어 측두근막 외측과 새로운 외이도 벽에 이식한다(Fig. 12-15, 12-16). 앞쪽은 이개강 부위의 피부를 절개하여 측두골 하악골 관절의 골막부위 전방에 기저를 둔 피판 'anteriorly based flap'을 만들어 봉합하고 여기에 피부이식을 연결하며, 이식되지 않고 비어 있는 공간이 없도록 하여 이식한다.

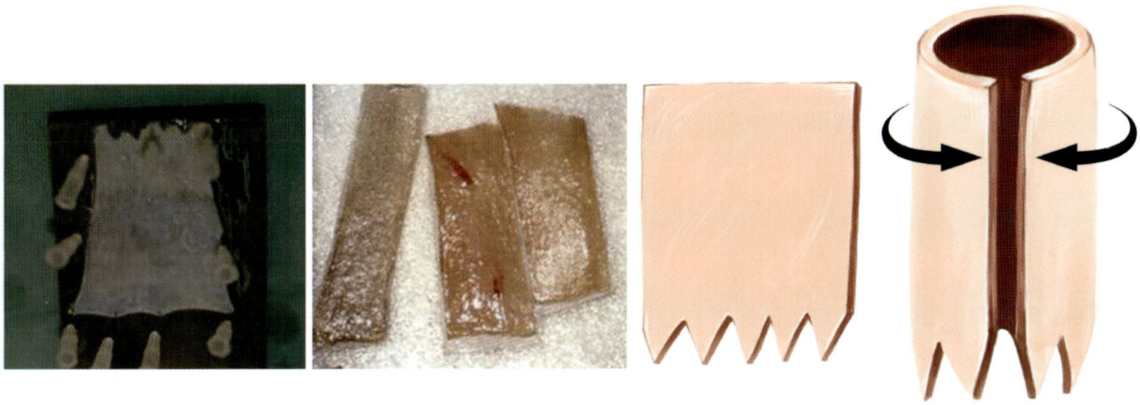

Fig. 12-15. 외이도에 이식할 split thickness skin graft를 채취하고 평평하게 편 후 나일론 sheet에 연고를 이용하여 shrinkage를 방지하면서 접착한 후 외이도 및 고막에 이식할 수 있게 모양을 만든다.

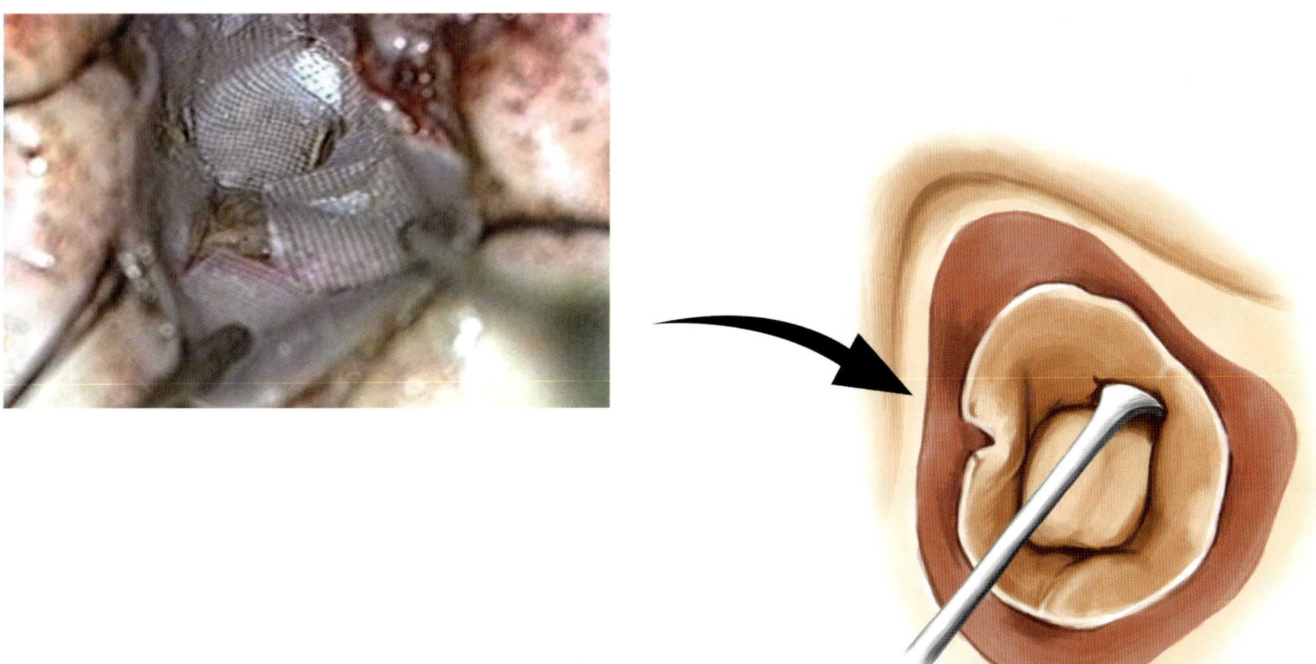

Fig. 12-16. Split-thickness skin graft 조각들을 이용하여 외이도 전체를 덮어주고 난 후 나일론 sheet를 조심스럽게 제거한다.

Packing

여기에 나일론 strip을 이용하여 고막 및 외이도 피부이식부위를 완전히 덮어주고 난 후 항생제가 함유된 cotton wick이나 Gelfoam을 넣고 그 위에 패킹을 차곡차곡 외이도에 단단하게 채워 넣는다. 외측으로는 유리피부를 여유있게 하여 외이도 입구 골부와 봉합한다. 피부이식은 전체를 한 부분으로 이식하는 대신에 몇개의 소부분으로 나누어 이식하기도 하고, 유돌부의 골막을 외이도 하방쪽으로 회전시켜 그 위에 봉합하기도 한다(Fig. 12-17, 12-18). 술 후 관리로서는 술 후 2~3주 사이에 패킹을 제거하고 3주경에 Gelfoam과 나일론 strip을 모두 제거하고 국소 점이액을 사용한다.

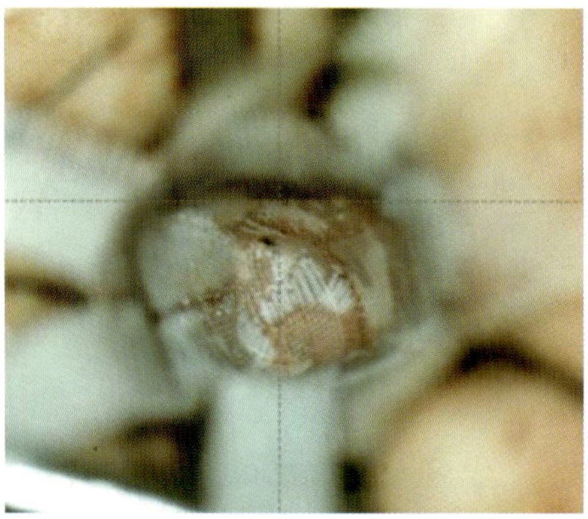

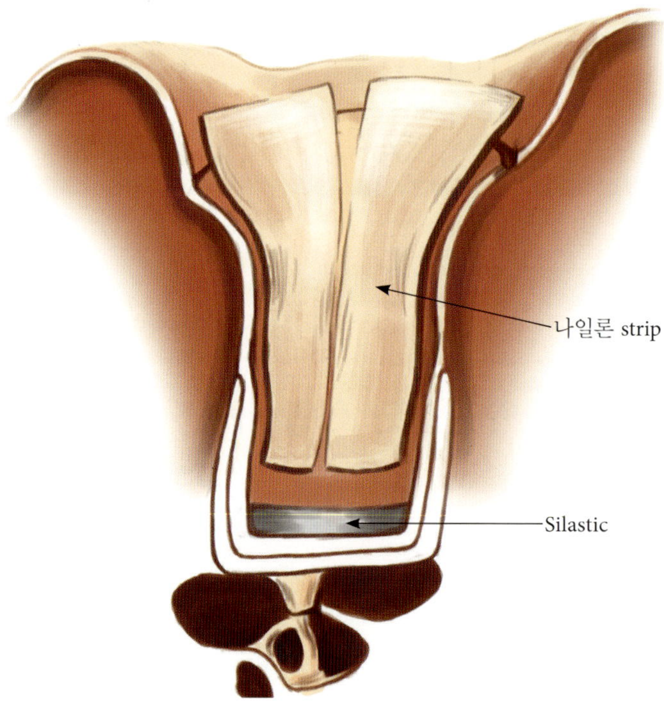

Fig. 12-17. 나일론 strip을 이용하여 rose bud 형태를 만든 후 항생제가 함유된 cotton wick이나 gelfoam으로 외이도를 아래에서부터 촘촘하게 충전시킨다.

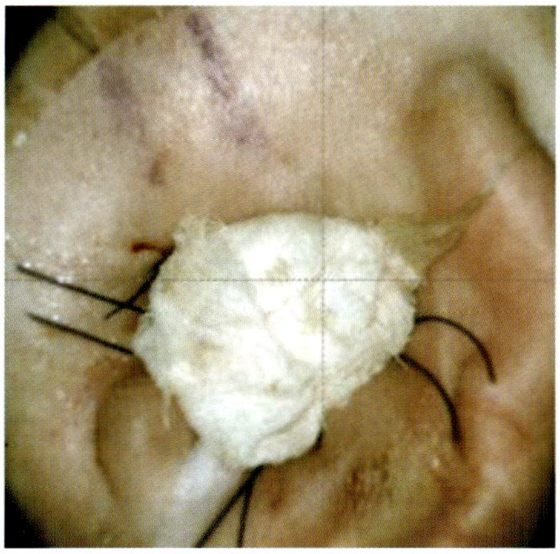

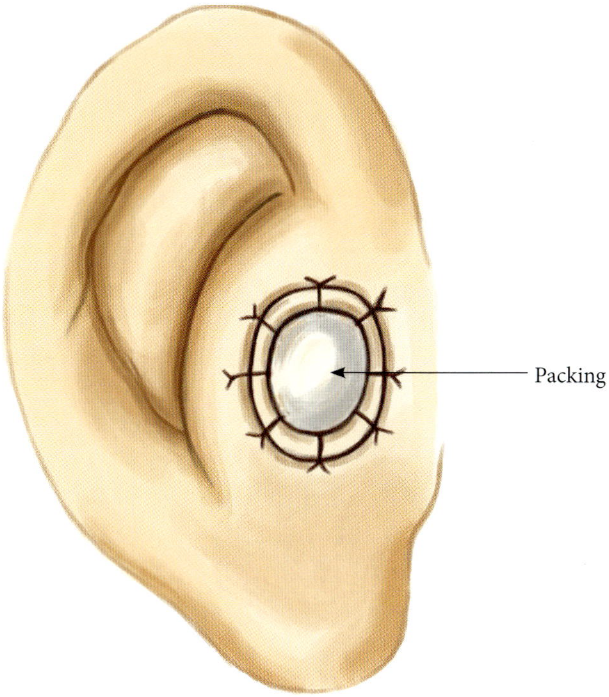

Fig. 12-18. Packing이 마무리된 상태.

실제 수술시 고려할 사항

1. 피부 이식편은 허벅지, 둔부, 아랫배, 상완 혹은 두피 부위에서 크기 5 × 7 cm, 두께 0.01∼0.006 inch 정도로 채취하여 이용한다.
2. 피부 이식 후 고막크기 정도의 silicone sheet를 둥글게 잘라서 삽입하면 고막의 외측화와 둔화를 예방하는데 도움이 되기도 한다.

CHAPTER 13 Ossiculoplasty

Landmarks:

Malleus handle
Incus
Suprastructure of stapes
Stapes footplate

이소골성형술(ossiculoplasty)은 이소골의 병변의 형태에 따라 분류되는데 추골병의 보존군과 손실군, 등골각의 보존군과 손실군으로 분류하여 이를 조합한 이소골 재건술의 술식으로 구분된다.

추골병 보존과 등골각 보존군 *Preservation of malleus and stapes*

침골간치술(incus interposition)은 침골을 변형시켜 추골병과 등골 두부 사이에 위치시키는 술식으로 일반적으로 자가 침골이 이용된다. 이 술식은 고막 전방부의 1/2 이상의 천공이 존재할 경우에는 고막의 긴장도가 유지되기 어렵고, 고막 긴장근이 잘린

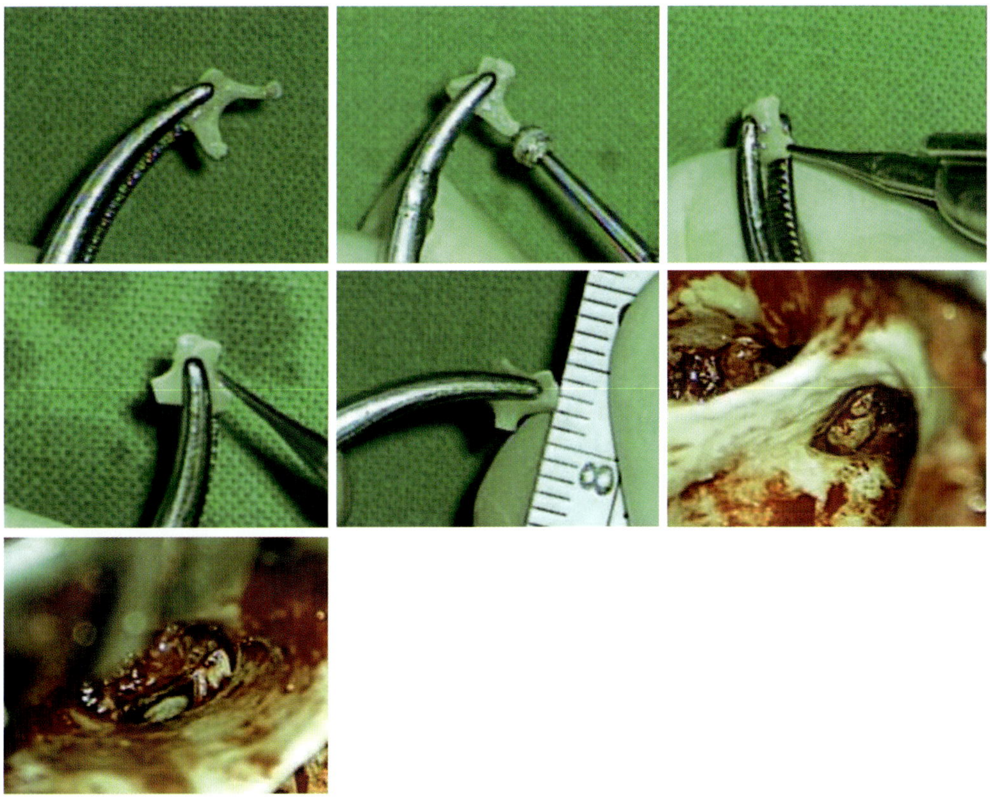

Fig. 13-1. Incus interposition (malleus-stapes assembly).

경우에도 추골병의 전방 이동이 이루어져 술 후 청력결과가 나쁠 수 있으므로 시술하지 않는 것이 좋다. Fisch microraspatory를 이용하여 추골병과 등골 두부 사이의 거리를 측정한다(평균적으로 약 2.5 mm). Mosquito나 Ossicle Holding Clamp를 이용하여 침골을 잡은 후 diamond burr를 이용하여 침골의 장돌기(long process)를 잘라내고 단돌기(short process)를 다듬어서 한쪽은 추골병이 걸칠 수 있도록 골을 만들고(추골의 관절면에 적합하도록) 다른 쪽은 등골 두부가 들어가도록 홈을 만든다. 홈을 만들 때 drill burr는 0.6~0.8 mm 크기를 먼저 사용한다.

Fisch microraspatory를 이용하여 사전에 측정한 추골병과 등골 두부사이의 거리와 변형한 자가 침골의 길이(골과 홈 사이의 거리)가 부합하는지 확인한다. 그 후 large microsuction tip을 이용하여 변형한 침골의 골 부위를 추골병 밑에 먼저 삽입하고 난 후 pick이나 curved hook 등을 이용하여 홈 부위에 등골 두부가 들어가도록 한다. 이 때 추골병에 연결 되는 부분은 고막긴장근 부착부위에 가급적 가깝게 위치시키도록

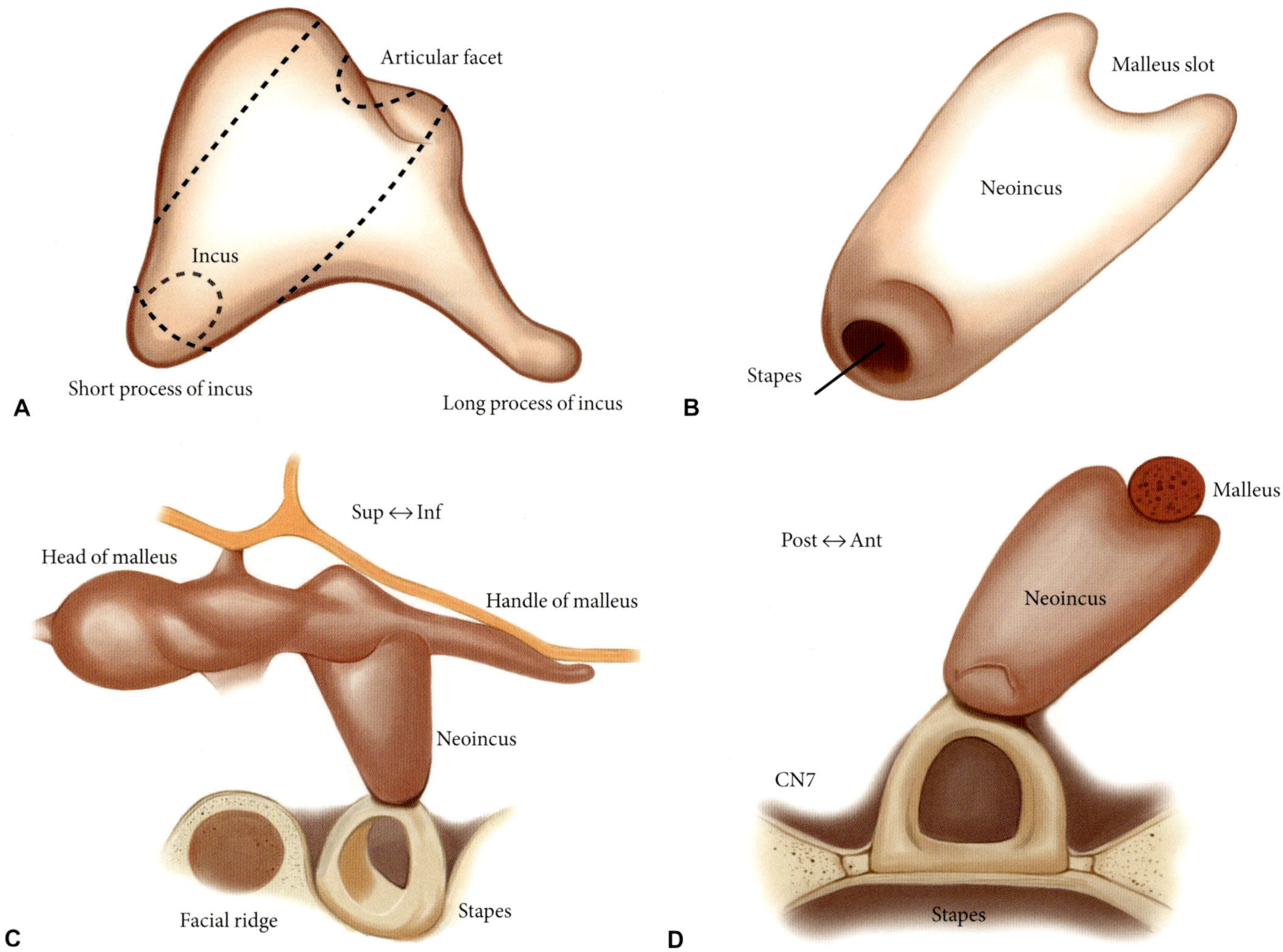

Fig. 13-2. Fitted incus를 이용한 ossiculoplasty의 모식도 및 최종형태.

하는 것이 좋다. Chorda tympani가 보존되어 있는 경우, interposed incus가 주변 골과 접촉되지 않도록 예방하는 데 도움이 된다. Interposed incus의 안정성을 위해 침골을 적절하게 변형하는 것이 중요하고 추골과 연결되는 관절면 일부가 추골보다 높게 위치하여 고막내측과 일부 접촉하도록 하는 것이 좋다(Fig. 13-1, 13-2).

추골병 손실과 등골각 보존군 *Missing malleus, preservation of stapes*

자가 이소골 *autologus ossicle* 을 이용한 short columella 및 부분이소골 대체물 *partial ossicular replacement prosthesis: PORP* 삽입

Caliper 혹은 fisch microraspatory를 이용하여 고막과 등골두부 사이의 거리를 측정한 후 그에 맞춰 자가 침골 또는 추골이나 prosthesis의 길이를 조절한다. 자가 침골을 이용하는 경우, diamond burr를 이용하여 단돌기에 등골 두부가 들어갈 수 있는 홈을 만들고, 장돌기의 장축을 따라 편평하게 만들어 고막 내측과 접촉면을 넓힐 수 있게 만든다(Fig. 13-3, 13-4).

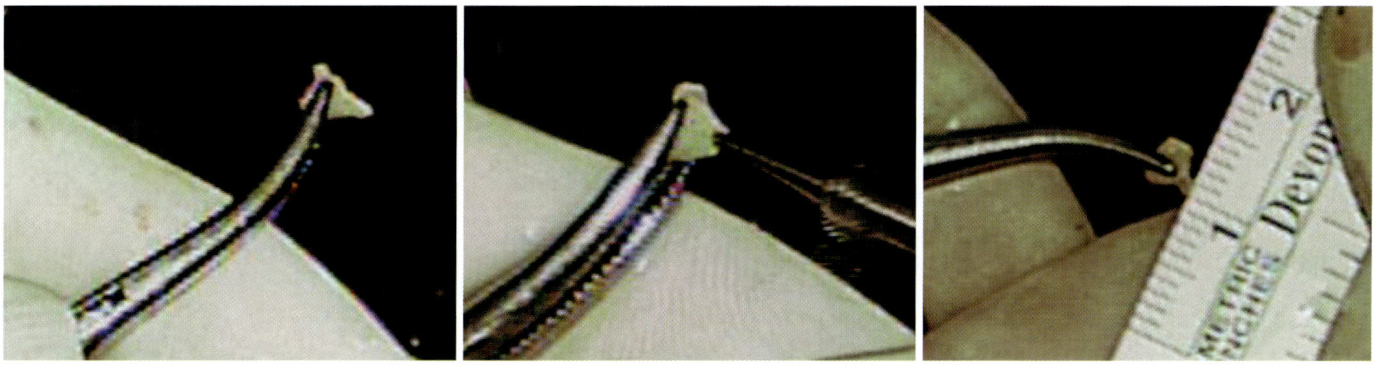

Fig. 13-3. 자가 침골을 이용한 short columella.

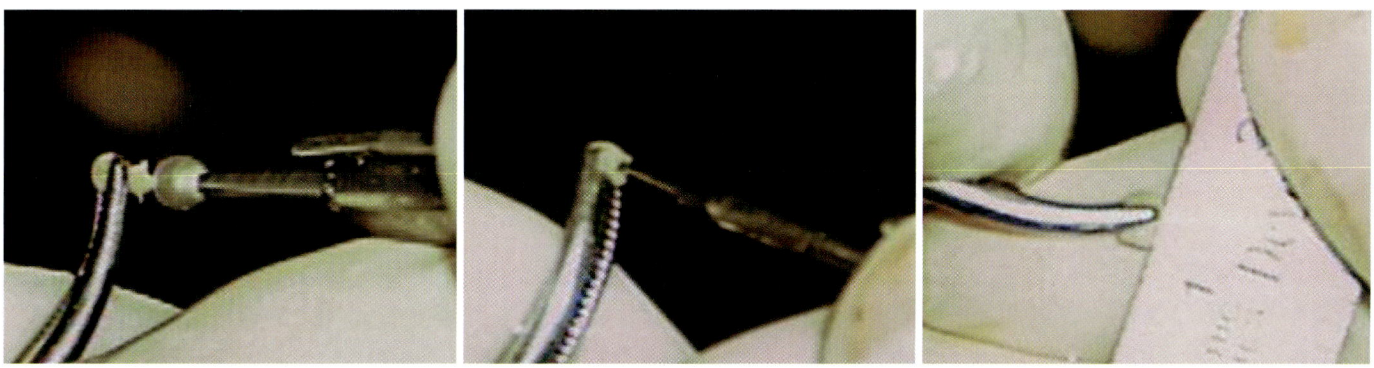

Fig. 13-4. 자가 추골을 이용한 short columella.

PORP를 이용하는 경우, 고막과 등골 두부와의 거리를 측정한 후 다이아몬드 burr를 이용하여 길이를 조절한다. 이때 이식되는 연골편의 두께를 고려하는 것이 중요하다(Fig. 13-5).

변형한 이소골 및 prosthesis를 등골 두부와 고막 내측면 사이에 흡입기와 pick 혹은 forcep을 이용하여 끼워 넣는데 미리 준비한 연골편을 고막과 prosthesis 사이에 삽입한다(Fig. 13-6, 13-7). Ossicle을 이용하는 경우에는 연골편을 넣지 않아도 된다. 연골편은 얇고 편평해야 하며 그 두께를 고려하여 prosthesis의 길이를 조절해야 한다. Prosthesis는 고막이 약간 tenting 될 정도의 긴장도를 유지하도록 하고 주변 골 구조물에 닿지 않도록 유의해야 한다. 경우에 따라 등골근 인대가 걸치도록 shaft에 홈을 만들 수 있고 고막에서의 추골병 위치에 따라 platform의 모양을 조작할 수도 있다.

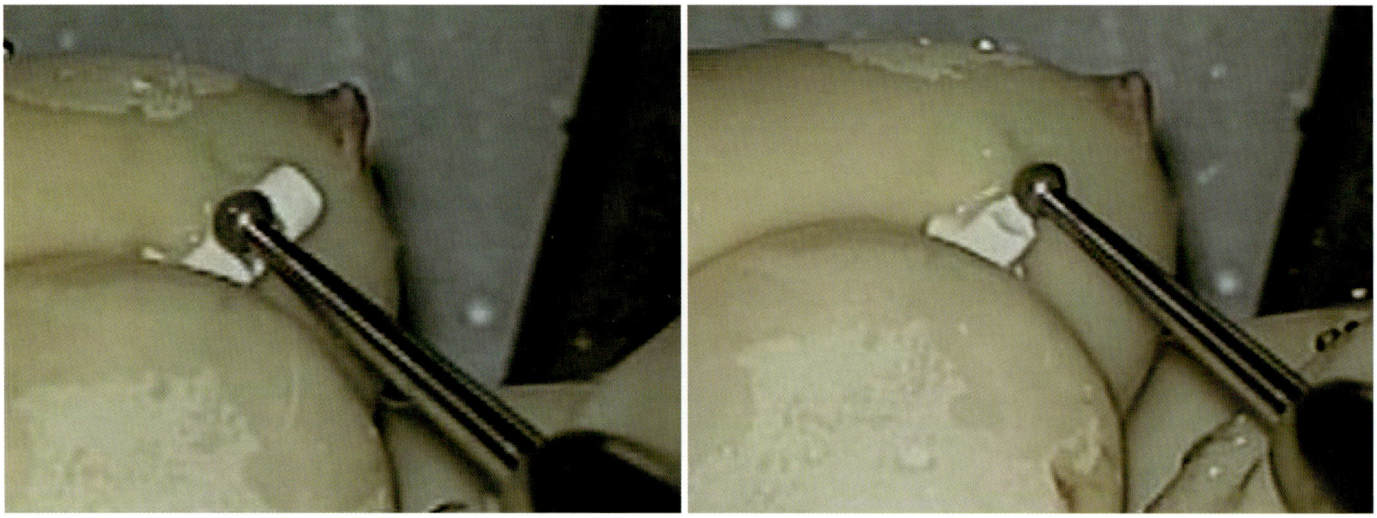

Fig. 13-5. Hydroxyapatite partial ossicular replacement prosthesis (PORP).

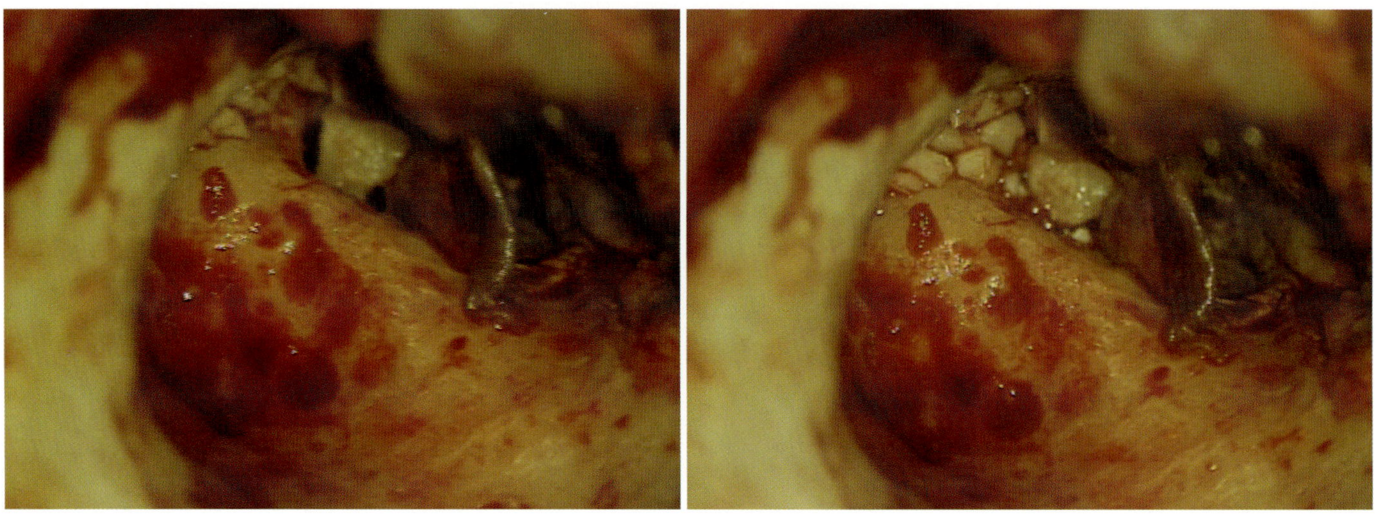

Fig. 13-6. 자가 침골을 이용한 short columella를 이식한 모습.

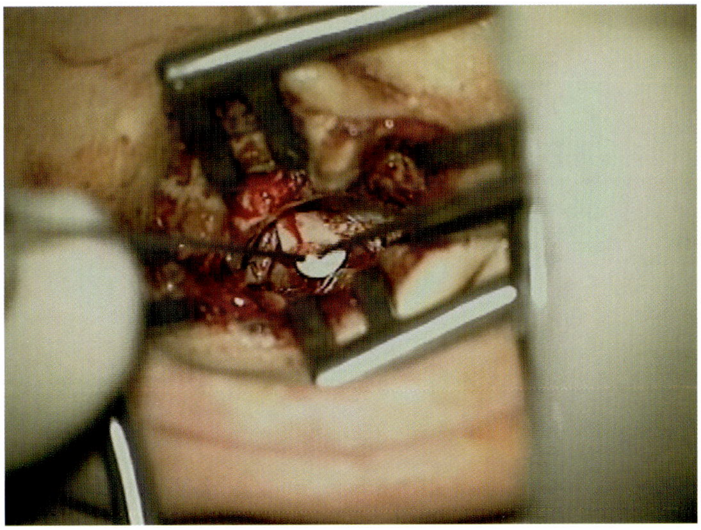

Fig. 13-7. Hydroxyapatite PORP를 이식한 모습.

연골편을 prosthesis의 두부에 올려, 고막과 prosthesis의 직접적인 접촉을 방지하고, prosthesis의 이탈을 방지하는 것이 좋다.

추골병 보존과 등골각 손실군 *Preservation of malleus, missing supra-structure of stapes*

추골병이 등골족판 바로 위에 있는 경우는 남은 침골을 columella로 사용하여 연결할 수 있다. Measuring rod 혹은 fisch microraspatory 등을 이용하여 추골병과 등골 족판 사이의 거리를 측정한다. Mosquito나 Ossicle Holding Clamp를 이용하여 침골을 고정한 후 단돌기와 두상돌기를 diamond burr를 이용하여 제거한다. 추골병에 연결되는 관절면에 골을 만든다. 변형시킨 columella를 등골 족판의 중심과 추골병에 연결시킨다(Fig. 13-8). 등골 족판과의 연결부위가 전위되지 않도록 하는 것이 중요하므로 gelfoam이나 연조직, fibrin glue 등을 이용하여 보조적으로 지지할 수도 있다.

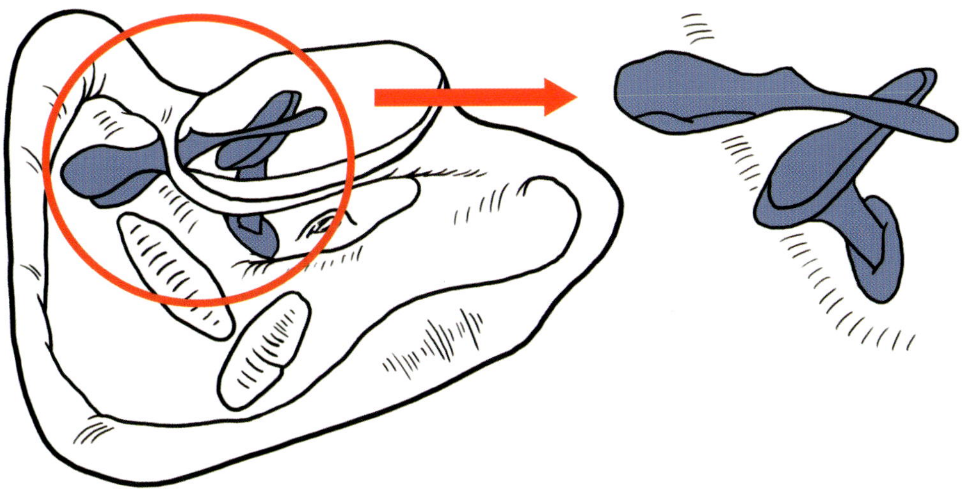

Fig. 13-8. Malleus-footplate assembly.

추골병 손실과 등골각 손실군 *Missing malleus and supra-structure of stapes*

자가 이소골 *autologus ossicle* 을 이용한 long columella 및 전 이소골 대체물 *total ossicular replacement prosthesis: TORP* 삽입

Fisch microraspatory, caliper 등을 이용하여 고막과 등골족판 사이의 길이를 측정한 후 그 길이에 맞춰 diamond burr를 이용하여 자가 침골 또는 prosthesis의 길이를 조절하고 이식한다. TORP를 이용할 경우, 연골편을 prosthesis와 고막 사이에 삽입한다. 자가 침골의 경우, malleus footplate assembly와 동일하게 변형하면서 추골병에 연결되는 관절면 대신 고막 내측에 접촉할 수 있도록 diamond burr를 이용하여 편평하게 만들도록 한다. Prosthesis의 경우 shaft의 자른 단면이 shaft의 종축과 90도를 이루고 편평하도록 유의해야 한다. 먼저 길이를 조절한 prosthesis를 promontory 위로 이동시키고 고막하에서 위로 올려 세운 후 shaft가 등골 족판의 중앙에 오도록 하여 고정시킨다. 미리 준비한 연골편을 고막과 prosthesis 사이에 위치시킨다(Fig. 13-9).

Gelfoam이나 연조직, fibrin glue를 이용하여 shaft를 보조적으로 지지할 수도 있으며, 안정성을 위해 prosthesis는 고막이 약간 tenting 될 정도의 긴장도를 유지하도록 한다.

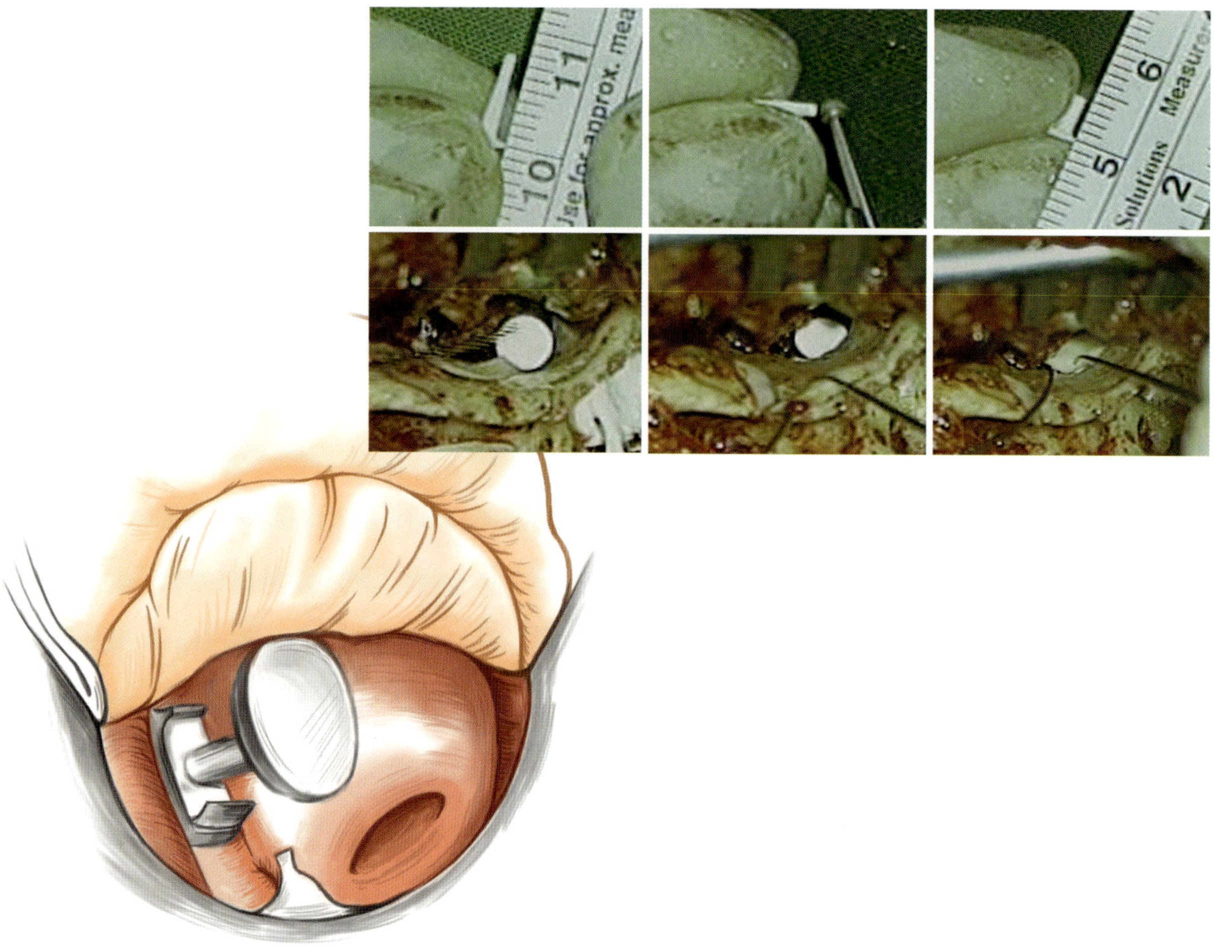

Fig. 13-9. Hydroxyapatite total ossicular replacement prosthesis (TORP).

Ossicular Chain Reconstruction Using Titanium Prosthesis

티타늄 이소골의 특징

이소골 재건에 사용되는 티타늄 삽입물(Titanium prosthesis)은 좋은 인공 이소골의 기본 조건인 높은 생체적합성(biocompatibility)과 우수한 음 전도력(sound conductivity)을 지녀, 1993년 처음으로 사람에게 적용된 이후 현재까지 널리 이용되고 있다. 뿐만 아니라 강력한 강도에 비해 가벼워 남아있는 뼈에 하중을 가하지 않으며, PORP/TORP의 지주를 가늘게 만들 수 있어 자유로운 조작이 가능하다. 또한 상판 부분에 구멍이 있어(offset head) 삽입 시 하부의 등골 상태를 관찰 할 수 있다는 장점이 있으며, 1~2%의 비교적 낮은 탈출률(extrusion rate)을 가지는 것으로 알려져 있어 안정적인 술 후 결과를 보인다.

수술 방법

등골 상부구조 및 등골 가동성이 정상 소견이며 침골 소실이 동반된 경우, interposition 및 columella 두 가지 모두 티타늄 삽입물을 이용하여 재건이 가능하다. 특히 추골병이 보존된 경우 incus interposition 대신 고려해 볼 수 있는데, off-set head 모델의 경우 head 부분에 홈이 있어서 추골병에 피팅이 더 잘 된다. 또한, Slit-bell 디자인을 가지고 있어 등골 두부가 없는 경우, 등골편의 굽은 부분에 임플란트를 안정적으로 고정 시키기에 유리하다(Fig. 13-10).

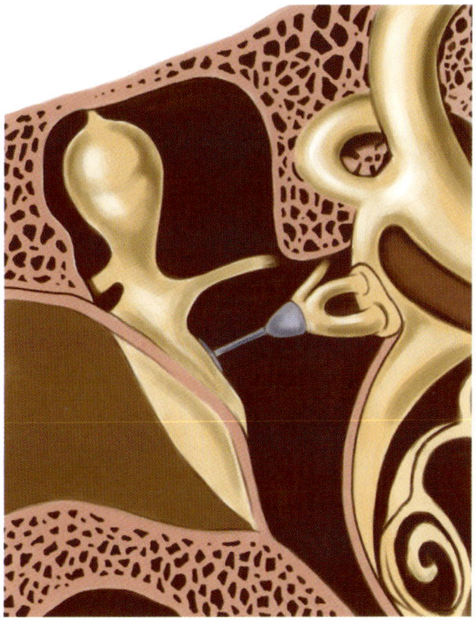

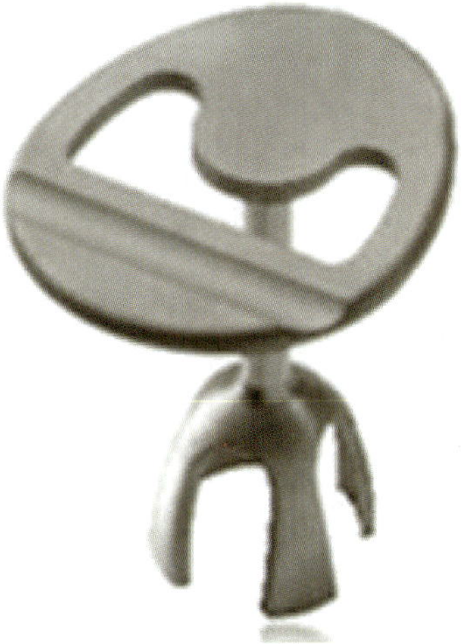

Fig. 13-10. 티타늄을 이용한 이소골 재건 모식도 및 티타늄 offset head 모델.

고막과 등골두부 사이의 길이를 측정할 때 Hydroxyapatite의 경우 전장에 기술했듯이 Caliper 혹은 Fisch microraspatory를 이용하여 측정하는 데 반해, 티타늄을 이용할 경우 다양한 size의 dummy를 직접 등골두부에 올려놓고 고막을 재위치 시켜봄으로써 필요한 거리를 쉽게 계측해 볼 수 있다(PORP의 경우 applied length 기준 0.5~5.5 mm까지 가능, Fig. 13-11). 알맞은 크기의 dummy를 결정할 때 PORP의 전체 길이에서 1 mm를 뺀 값이 실제 insertion length임을 항상 고려하고, PORP 위에 올려놓을 연골편의 두께 또한 미리 감안 하여야 한다.

Dummy를 통해 알맞은 크기를 결정한 후 그와 같은 크기의 티타늄 삽입물을 선택하여 등골 상부구조와 고막 사이에 흡입기와 pick 혹은 forceps을 이용하여 끼워 넣는데 이때 미리 준비한 연골편을 고막과 prosthesis 사이에 삽입하여 prosthesis의 탈출을 예방한다. 다른 prosthesis의 경우와 마찬가지로 고막이 약간 tenting 될 정도의 긴장도를 유지하면서 주변 골구조물에 닿지 않도록 적절히 위치시키는 것이 중요하다(Fig. 13-12).

등골각 손실의 경우에도 Malleus footplate assembly (MFA) 및 Long columella 두 가지 모두 티타늄 삽입물을 이용하여 재건이 가능하다. 수술 방법은 앞서 기술한 티타늄 PORP의 경우와 크게 다르지 않으며, 적절한 길이 측정 및 등골 족판과 prosthesis와의 안정적인 연결에 주의한다(Fig. 13-13).

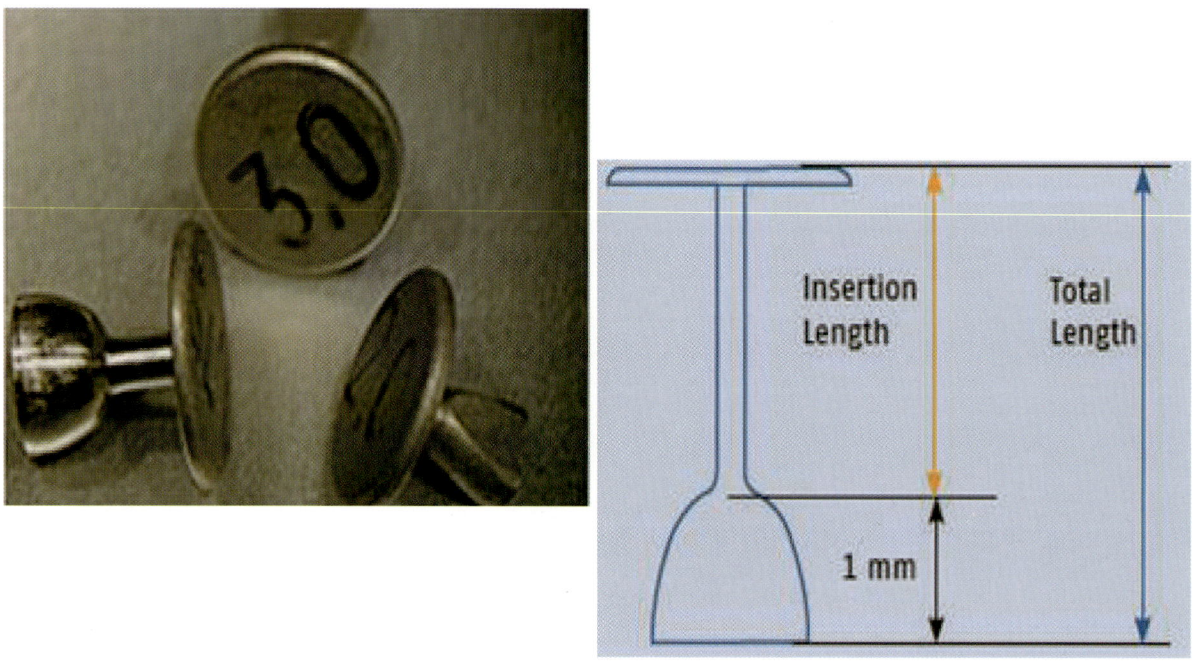

Fig. 13-11. Dummy Sizers for Titanium ossicular replacement prosthesis.

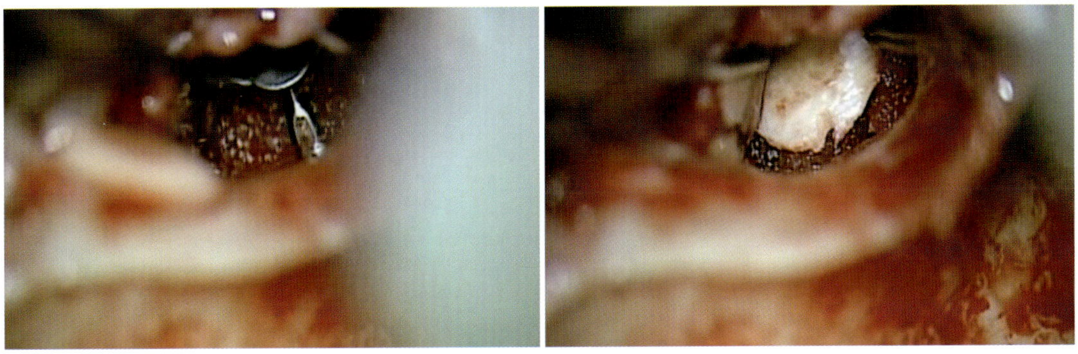

Fig. 13-12. Titanium PORP를 등골에 올려놓고, PORP위에 연골편을 삽입한 모습.

Long columella의 경우도 앞 장에 기술한 Hydroxyapatite prosthesis의 경우와 마찬가지로 진행한다. Dummy를 이용하여 적당한 길이의 TORP 삽입물을 결정한 후 promontory 위로 이동시키고 고막 하에서 위로 올려 세운 후 shaft가 등골 족판의 중앙에 오도록하여 고정시킨다. 이때 shaft의 단면이 shaft의 종축과 90도를 이루고 편평하도록 유의해야하며 미리 준비한 연골편을 고막과 prosthesis 사이에 위치시킨다. Gelfoam이나 연조직, fibrin glue를 이용하여 shaft를 보조적으로 지지할 수 있으며, 역시 안정성을 위해 prosthesis 는 고막이 약간 tenting 될 정도의 긴장도를 유지하도록 한다. 티타늄의 경우, shaft의 길이가 고정된 type과, 직접 잘라내어 조정 가능한 type 모두 생산되고 있어 술자의 선호도에 따라 알맞은 type을 사용할 수 있다(Fig. 13-14). 또한, head 부분과 shaft 부분 모두 구부릴 수 있어 보다 다양한 중이 내 환경에 맞게 사용이 가능하다.

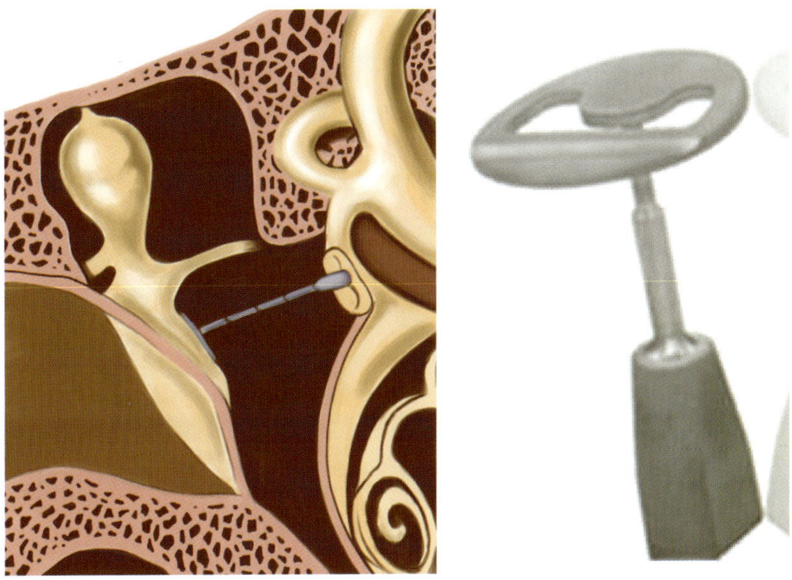

Fig. 13-13. Titanium TORP를 이용한 이소골 재건 모식도와 TORP모델.

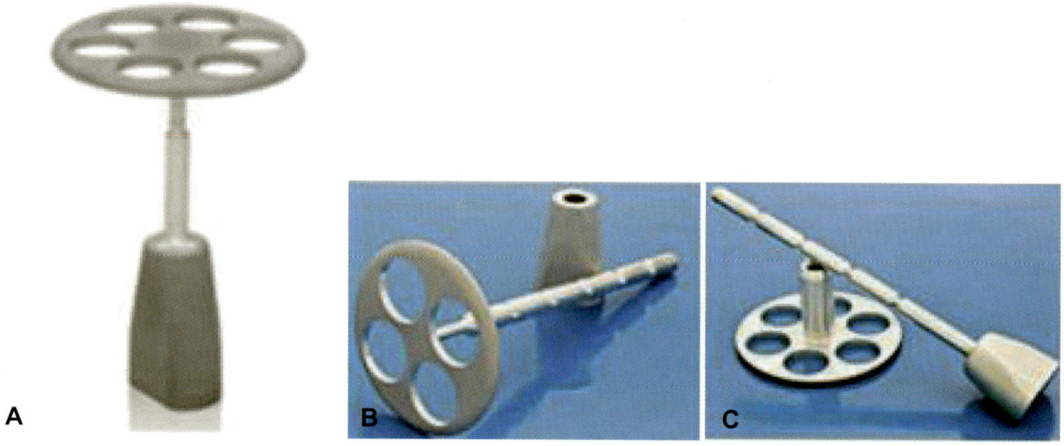

Fig. 13-14. Titanium TORP. A) Fixed type, B) Total implant with separate shoe, C) Total implant with separate head.

Dissection tips

1. 자가 이소골을 이용하여 이소골 성형술을 시행할 경우, 등골 두부가 들어갈 홈을 만들 때에는 반드시 socket의 형태로 만들어 등골두부가 remodelling한 이소골에 360도로 둘려싸일 수 있도록 하는 것이 안정성을 높일 수 있는 방법이다.
2. 자가 이소골이나 prosthesis를 삽입 할 때는 가능한 고막에 vertical position으로 위치하는 것이 안정성 및 청력 호전에 도움이 될 수 있다.

실제 수술시 고려해야 할 사항

1. Prosthesis를 이용한 이소골 성형술을 시행할 경우, 고막과 prosthesis사이에 연골을 삽입하여 prosthesis의 탈출을 예방하는 것이 필요한데, 이 때 연골은 이주(tragus)나 갑개(concha)의 연골을 채취하여 사용한다. 연골과 연골막을 함께 이용하여 고막으로부터 미끄러짐을 예방할 수 있다.
2. 연골은 이식물의 머리 부분을 충분히 덮을 수 있는 크기로 디자인하고, 너무 두껍지 않도록 재단하여 사용할 수 있다.
3. Prosthesis의 길이가 너무 길게 삽입된 경우 탈출의 흔한 원인이 되므로, 길이를 잘 조절하는 것이 필요하며, 이관 기능의 저하로 인한 고막의 함입으로 prosthesis가 탈출할 수 있으므로 수술전 이관기능의 평가가 중요하다.

CHAPTER 14

Stapedotomy & Stapedectomy

Otology Microsurgery *Practical Training*

Landmarks:

Chorda tympani nerve
Incudostapedial joint
Stapedial tendon
Pyramidal eminence
Footplate of stapes
Long process of Incus

외이도 피부 절개 및 고막외이도 피판 거상

외이도 피부 절개는 고막의 6시 반에서 11시 반 위치까지 넣고 round knife로 고실륜을 향해 조심스럽게 고막외이도 피판(tympanomeatal flap)을 거상(elevation)한다(Fig. 14-1).

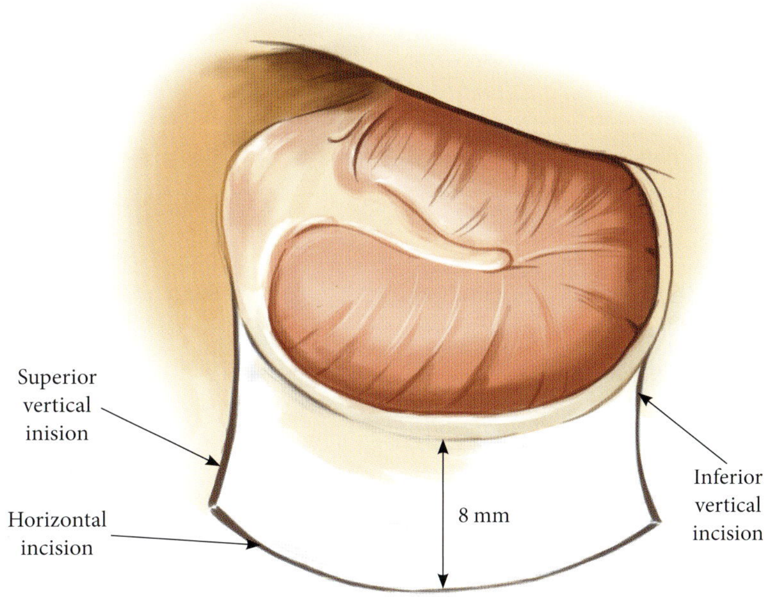

Fig. 14-1. 외이도 피부 절개 및 고막외이도 피판 거상.

고실 개방

섬유성 고실륜(fibrous annulus)을 bony sulcus에서 거상하고 sickle knife 등으로 중이 점막을 절개하면 고실이 개방된다(Fig. 14-2).

이때 고삭신경을 확인하고 보존해야 하며, 충분한 시야를 얻을 수 있게 고실륜을 상, 하방으로 거상하는데, 이때 하방으로는 정원창이 보일때까지, 상방으로는 추골(malleus)의 추골병(handle)과 단각(short process)이 잘 보일때까지 들어올리고 고막외이도 피판을 앞쪽으로 접어둔다.

외이도 후벽의 확장

등골족판을 충분히 노출시키기 위해 외이도 후상벽을 큐렛(curette) 혹은 드릴로 확장한다(Fig. 14-3-1).

확장의 범위는 위로는 등골족판 위를 지나는 안면신경 고실부(tympanic segment)의 하부 1/2이 보이고 아래로는 등골건(stapedial tendon)과 추체 융기(pyramidal eminence)의 일부가 보일때 까지이다(Fig. 14-3-2).

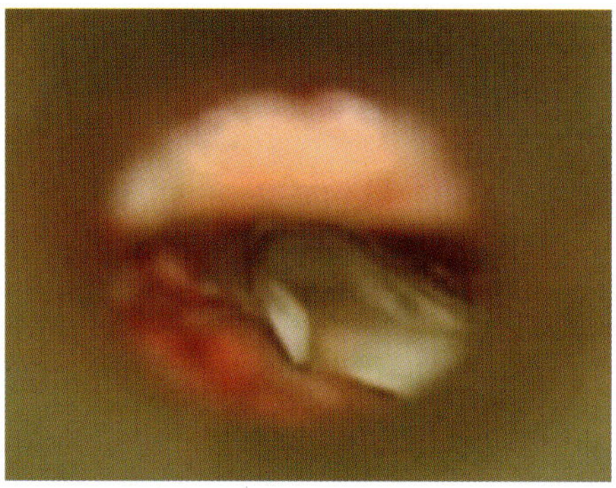

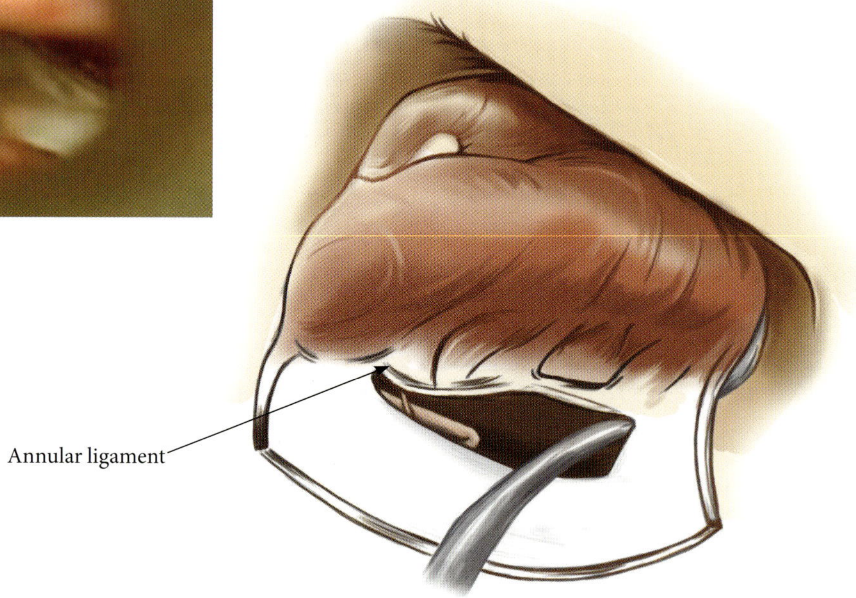

Fig. 14-2. 고막외이도 피판의 전방 전위 후 노출된 고실.

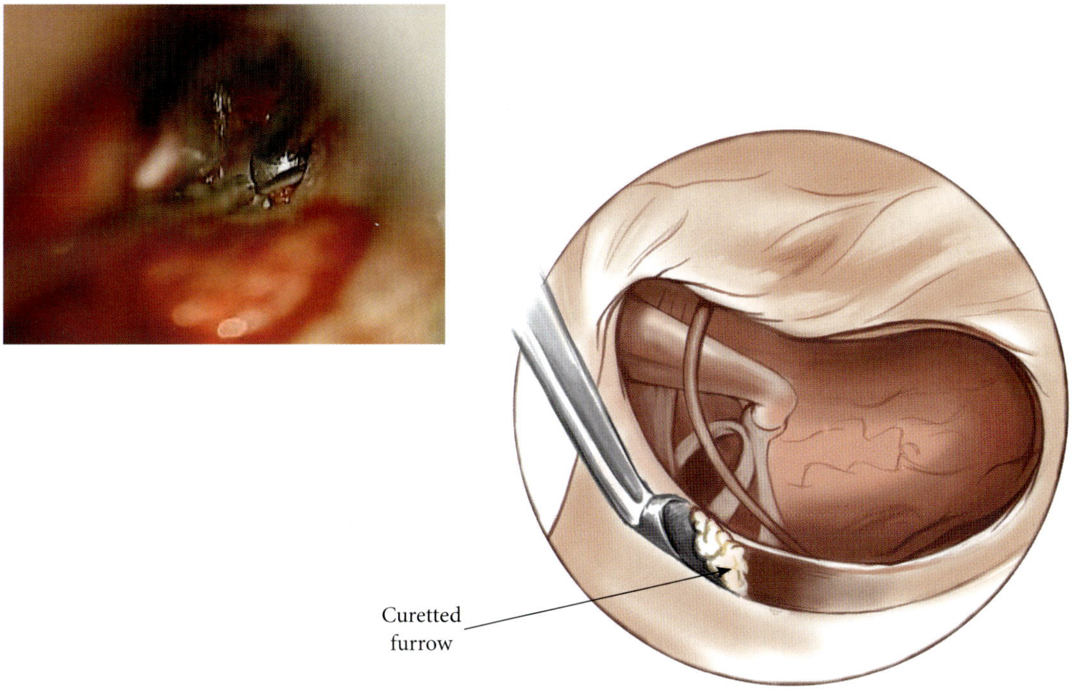

Fig. 14-3-1. 외이도 후벽 확장을 위한 큐렛팅.

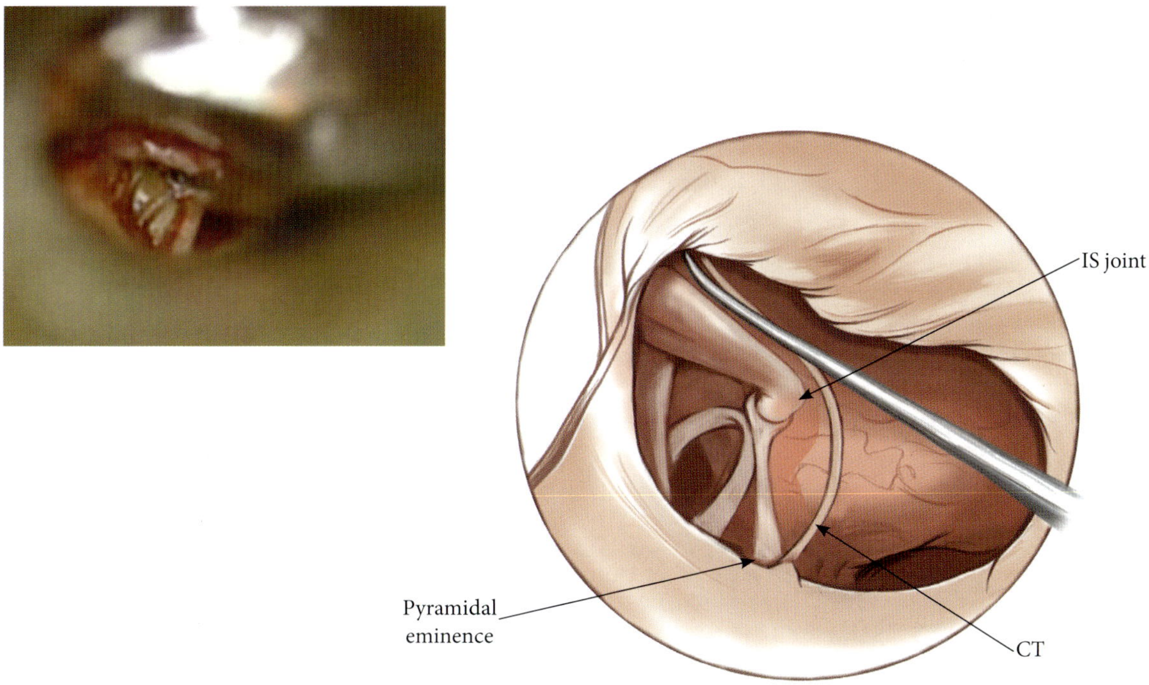

Fig. 14-3-2. 고삭신경의 보존을 위한 전방 전위. CT: chorda tympani nerve, IS joint: incudostapedial joint.

Surgical Tip

- 큐렛을 이용한 외이도 후벽 확장시에는 제거 부위에 먼저 얇게 고랑(furrow)을 만든 후 큐렛을 진행하면 이소골을 보호하면서 쉽게 외이도 후벽의 확장이 가능하다.
- 후벽 확장시 뼈를 제거할 때는 내측에서 외측 방향으로 제거하여, 이소골 손상을 피하고, 뼈 조각들이 중이강으로 빠지지 않도록 주의한다.
- 과도하게 외이도 후벽을 확장하면 수술 후 함입낭(retraction pocket)이 생길 수 있으므로 주의가 필요하다.
- 고삭신경을 고삭신경유입부인 iter chordae posterlus와 추골 후면에서 진빙으로 전위시켜 고막 외이도 피판과 함께 젖혀두면 신경을 보존하면서 수술을 진행할 수 있다.

이식물 길이의 결정

Caliper를 이용하여 등골족판에서 침골의 장각(long process)의 내측면까지 길이를 측정한다.

이 거리는 평균 3.5 mm로 여기에 등골족판의 평균두께인 0.25 mm, 전정(vestibule)쪽으로 유입될 0.5 mm를 더해 일반적으로 4.25 mm의 이식물이 사용된다(Fig. 14-4).

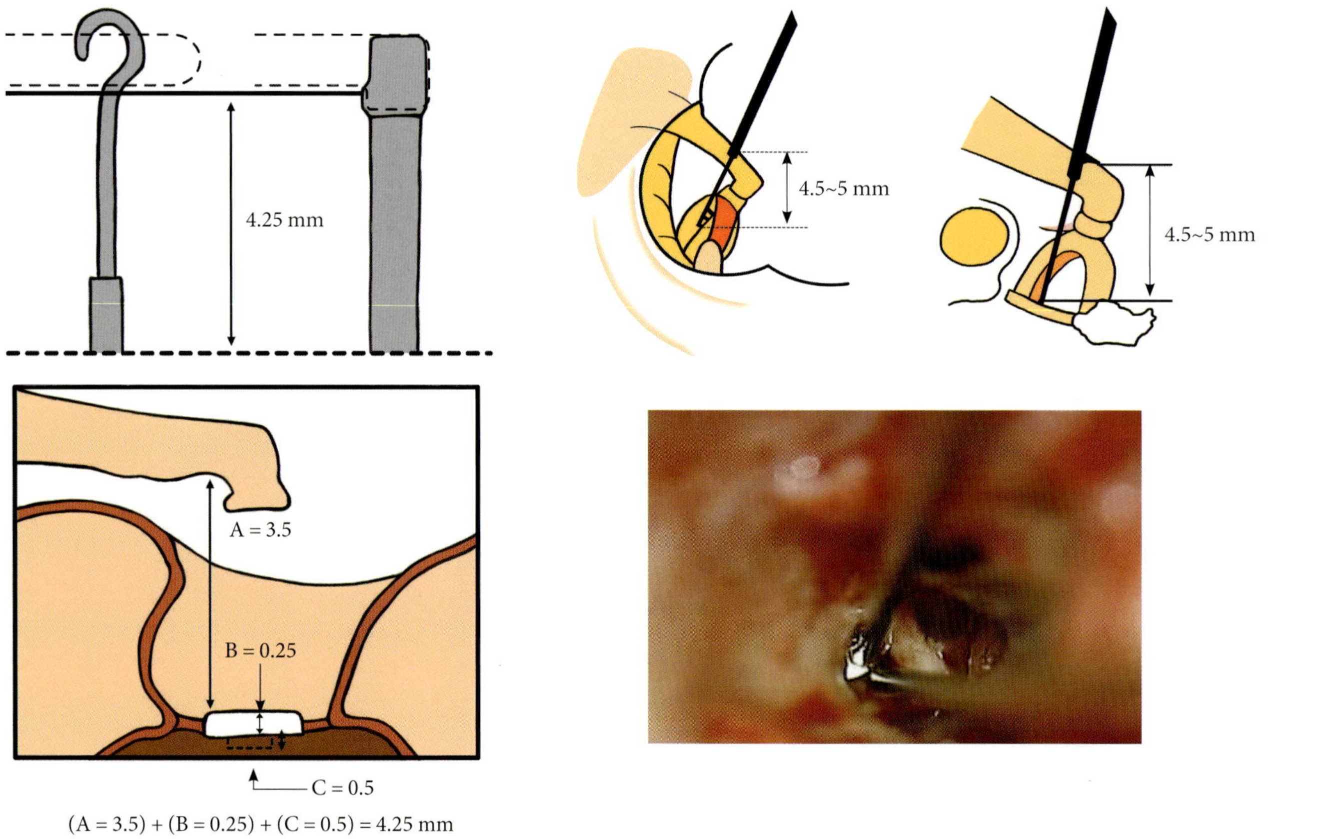

Fig. 14-4. 이식물의 길이 측정 및 결정.

침골-등골 관절 *incudostapedial joint* 의 분리와 등골 상부구조의 제거

침골-등골 관절(IS joint) knife나 pick을 이용하여 침골-등골 관절을 분리하고 추골과 침골의 운동성을 확인한다.

미세가위를 이용하여 등골건을 절제하고 등골의 posterior crus를 저속도 드릴이나 crurotomy scissors를 이용해 절제한다.

이후 anterior crus를 pick을 이용하여 앞쪽으로 골절시키거나 crurotomy scissors를 이용해 절제한 후 등골의 상부구조를 제거한다(Fig. 14-5).

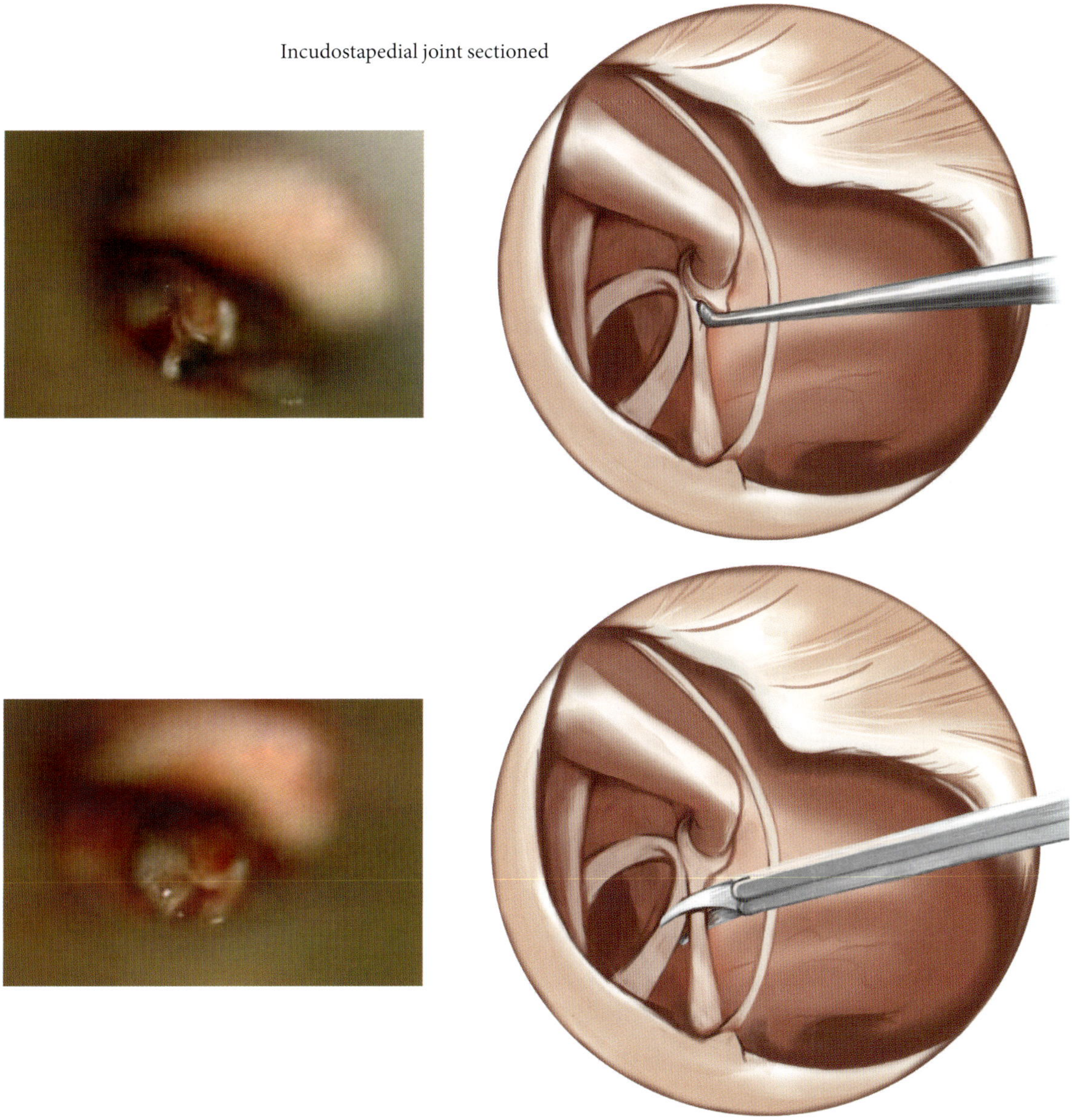

Fig. 14-5. IS joint의 분리와 등골의 상부구조물의 제거.

등골개창술 *stapedotomy*

1. 0.5~0.6 mm 크기의 저속도 드릴 혹은 perforator를 이용하여 등골족판에 창(fenestra) 을 만든다.
2. 창의 크기는 이식물의 직경보다 0.1 mm 정도 크게 한다.
3. 창의 위치는 전정내로 삽입되는 이식물에 의한 구형낭(saccule)이나 난형낭(utricle)의 자극을 피하기 위해 등골족판의 중심부에서 약간 후방에 하는 것이 좋다.
4. 저속도 드릴(low speed drill, Skeeter drill 등)을 사용하여 창을 만들 때 등골족판의 골절을 예방하기 위해 가볍게 touch하는 형식의 드릴링이 필요하다(Fig. 14-6-1).
5. 등골족판이 뚫릴 때 드릴을 통해 미세한 저항의 차이를 느낄 수 있으며 등골족판의 창을 통해 외림프액의 유출을 볼 수 있다.

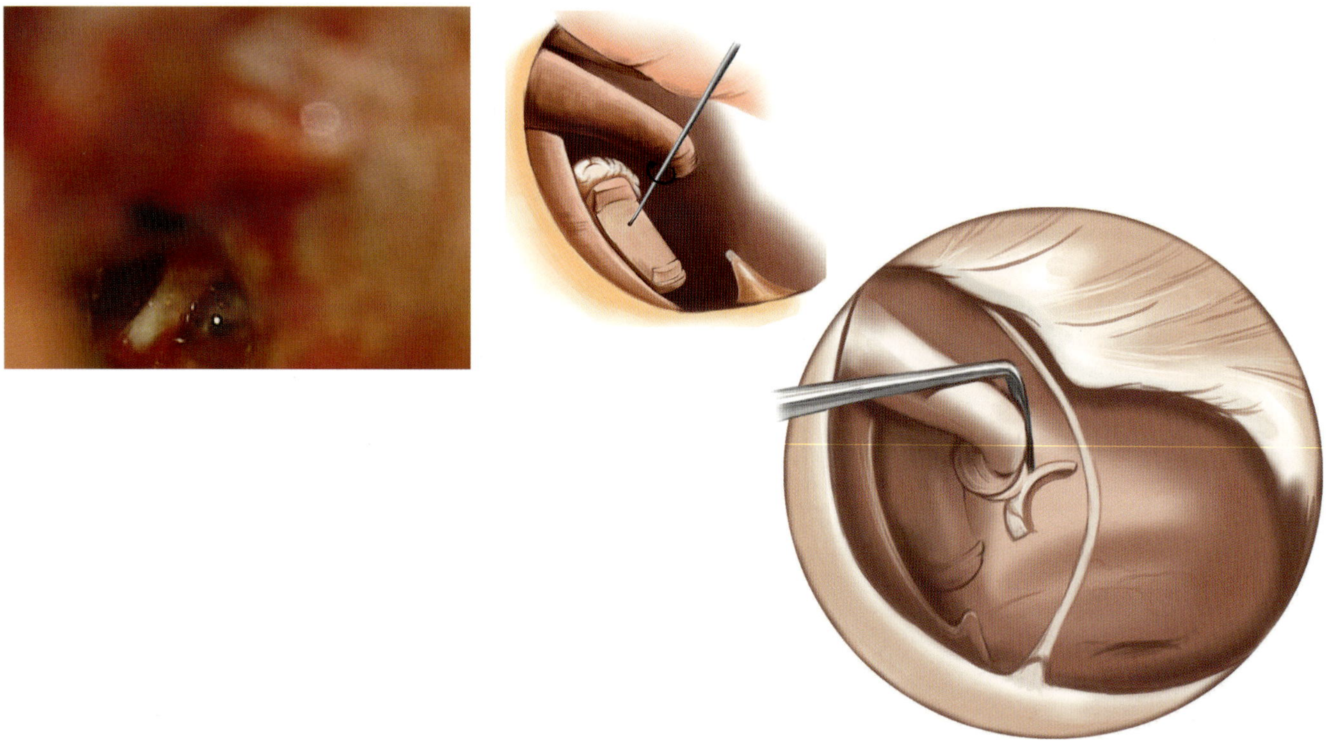

Fig. 14-6-1. Fenestration of stapes footplate.

6. Angled pick과 fine suction tip을 이용하여 미리 재단된 piston-wire 보철물(prosthesis)의 wire를 침골의 장각에 걸어주고 piston을 창(fenestra)에 넣어준다.
7. 이후 crimper나 smooth forceps으로 wire를 침골의 장각에 고정한다(Fig. 14-6-2).
8. Hook을 이용하여 이소골 및 이식물이 자유롭게 움직이는지, 이식물 고리가 침골에 잘 고정되어 있는지를 확인한다.
9. 창(fenestra)과 piston 사이로 외림프액의 누출을 예방하고자 연조직이나 Gelfoam으로 piston 주변을 막고 혈액이나 Fibrin glue를 떨어뜨려 보강한다.
10. 거상된 고막외이도 피판(tympanomeatal flap)을 제위치시키고 외이도를 패킹한다.

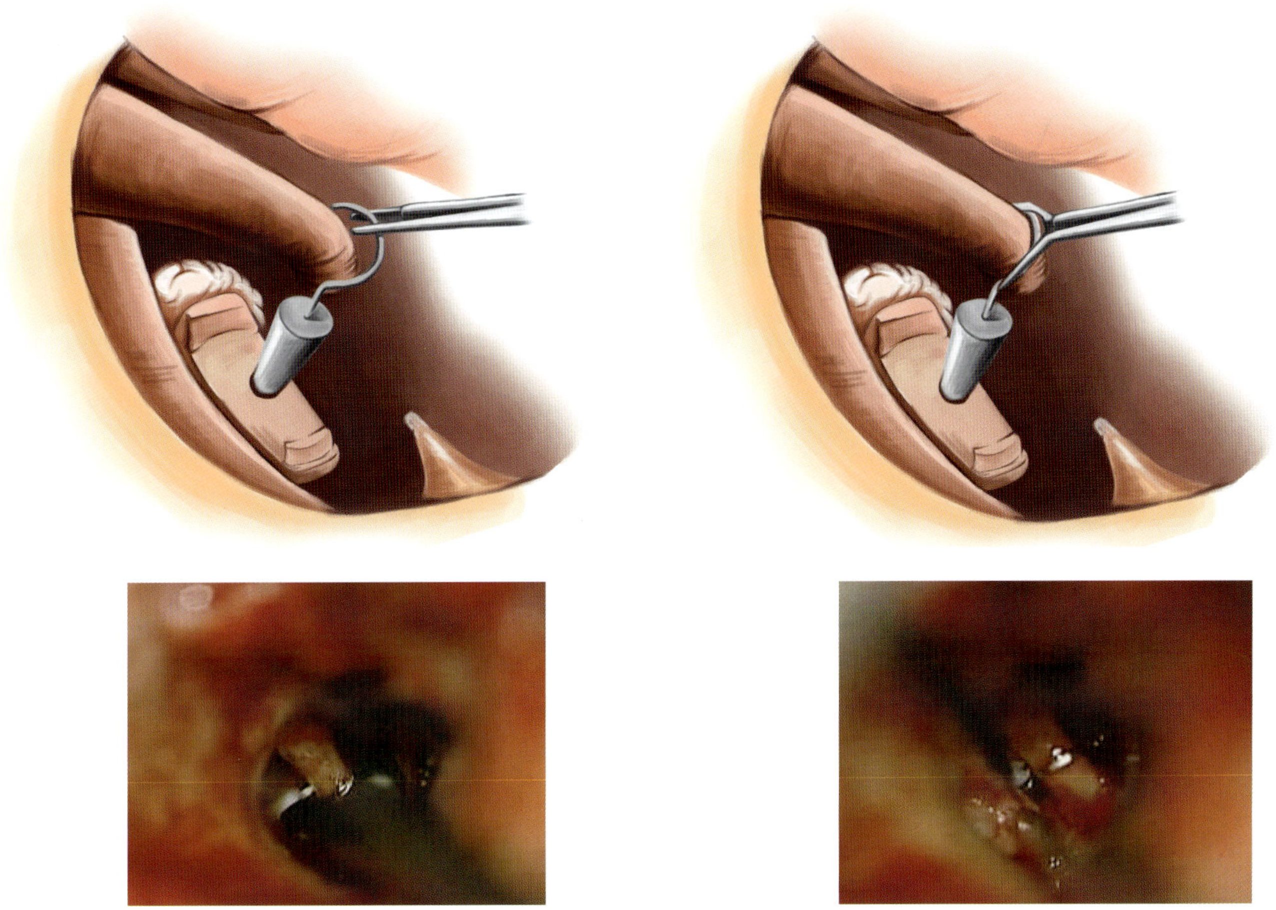

Fig. 14-6-2. Piston wire 보철물의 삽입과 고정.

등골절제술 *stapedectomy*

1. 등골족판 중앙에 perforator 등의 기구를 사용하여 작은 구멍을 내고 이 구멍을 상하로 확장시켜 등골족판을 두 조각으로 나눈다.
2. Right angled hook 혹은 Hough hoe 등을 이용해 등골족판의 뒤쪽 절반과 앞쪽 절반을 차례로 제거한다(Fig. 14-7-1).
3. 개방된 난원창으로 유출되는 외림프액은 suction하지 않도록 한다.
4. 준비된 5 × 5 mm 크기의 연조직(정맥, 연골막 등)으로 난원창을 덮어준 후 침골에 보철물을 걸어준다(Fig. 14-7-2).

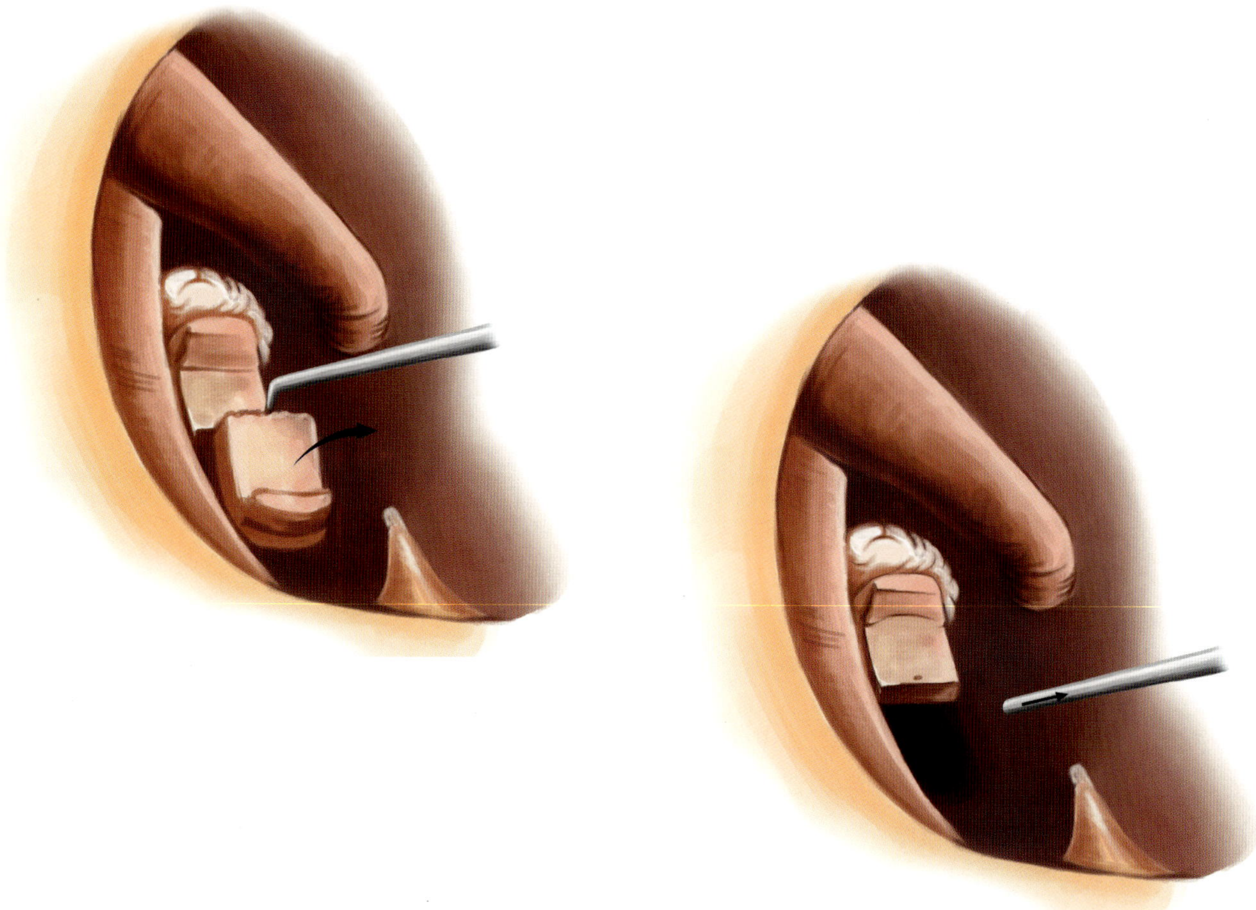

Fig. 14-7-1. 등골족판의 제거.

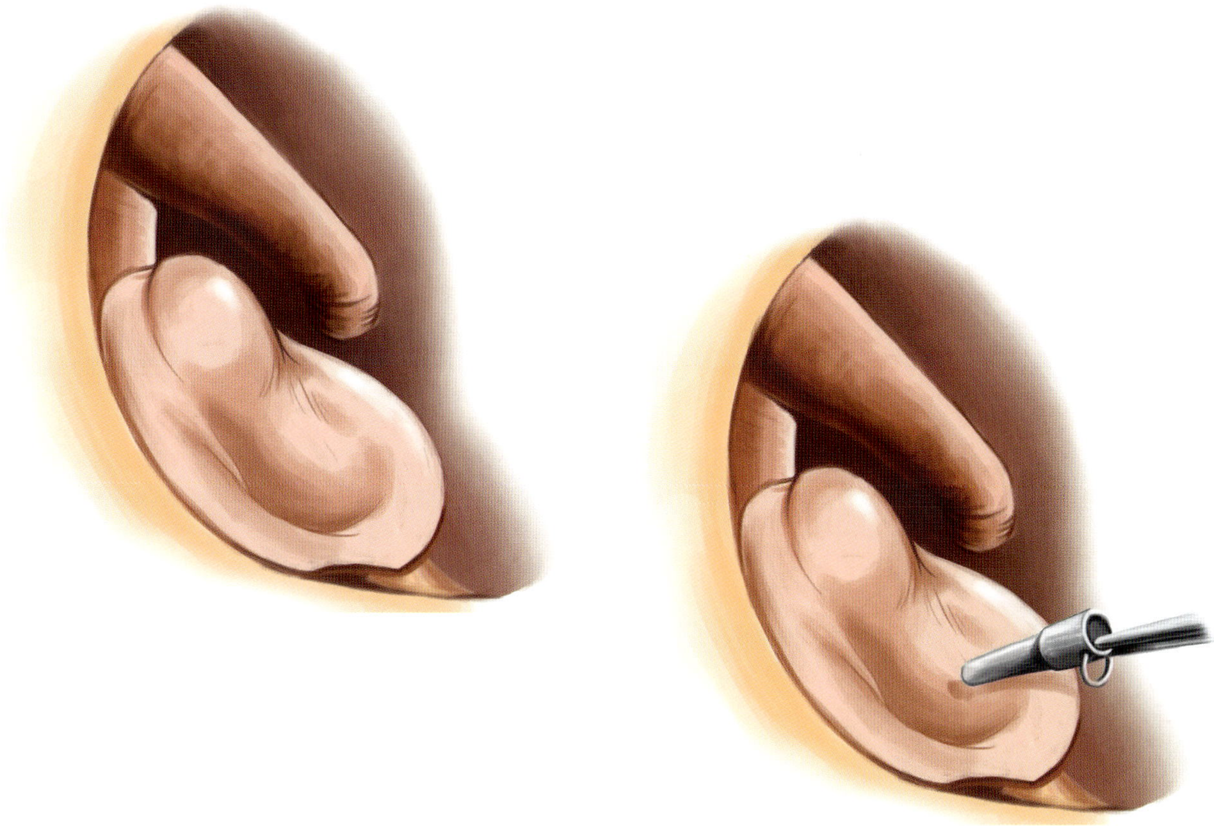

Fig. 14-7-2. 난원창 위로 연조직과 보철물 이식.

Dissection tips

1. Microscope을 고막이 잘 보이도록 조정하여 tympanomeatal flap elevation을 통해 접근해야 적절한 시야를 얻을 수 있다.
2. 외이도 후벽을 충분히 확장하여 아래로는 등골건(stapedial tendon)과 추체 융기(pyramidal eminence)의 일부가 보일 때까지 시야를 확보한다.

실제 수술시 고려해야 할 사항

1. 난원창 부위를 조작하는 동안 환자가 통증을 호소할 수 있으므로, 4% lidocaine을 적신 gelfoam을 난원창과 중이점막 부위에 수분간 올려두는 것도 좋다.
2. 등골 상부구조의 제거시에 환자는 갑자기 큰 소리를 듣거나 통증을 느낄 수 있으므로 놀라지 않도록 미리 주의를 준다.
3. 이소골 가동성과 함께 환자에게 현기증 유무를 물어보아 만일 피스톤이 움직일 때, 현기증을 느낀다면 이소골의 길이가 너무 긴 경우이므로 이식물의 길이를 좀 더 짧게 해주어야 한다.
4. 등골절제술은 등골절개술이 불가능한 상황(예: 등골 족판의 골절이 발생하여 등골 절개술이 불가능한 경우)에서만 제한적으로 시행이 된다. 그 이유는 등골절개술보다 내이의 손상 가능성이 많으며, 보철물의 비정상적인 위치 이동의 기회가 많기 때문이다.

CHAPTER 15

BAHA (Bone Anchored Hearing Aid)

Landmarks:

External auditory canal
Hair line

Introduction

BAHA (bone anchored hearing aid)는 implantable hearing aid 중 골도청력을 이용하여 기도청력 경로를 우회하여 직접 내이를 자극하는 방식을 택하므로 많은 장점을 가지고 있다. 1996년 FDA에서 승인된 이후 BAHA는 독특한 장점을 가진 청각재활 수단으로 부상되었고 최근 digital hearing aid의 여러 전략들이 속속 BAHA에 적용되기 시작되어 향후 더욱 효과적으로 활용될 수 있을 것으로 생각된다.

수술 방법은 skin flap을 이용하는 방법과 linear incision을 통한 방법이 있으나 최근에는 linear incision을 이용한 fast surgery가 주로 사용되고 있다.

Linear incision technique

위치의 도안(preparation of site)

외이도에서 50~55 mm 떨어진 지점에 implant의 위치를 정한다(Fig. 15-1).

Hair line을 따라서 30~35 mm의 incision line을 도안하고 incision line 주위로 피하조직 제거를 위한 약 40 × 60 mm 크기의 타원형 부분을 표시한다(Fig. 15-2).

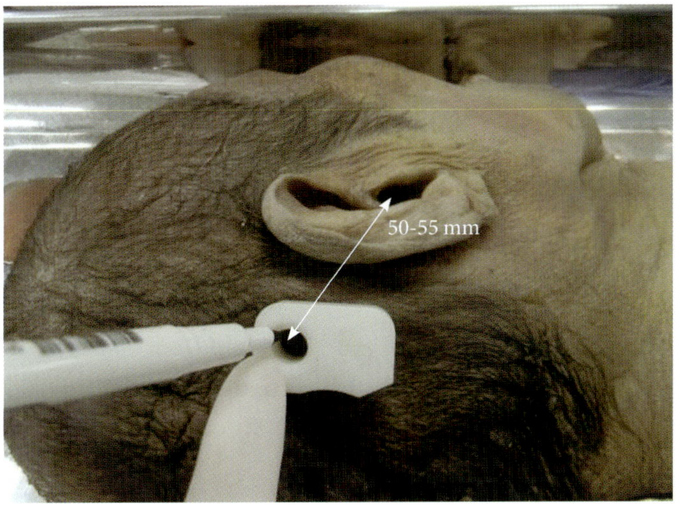

Fig. 15-1. Implant 모형을 이용한 위치의 도안.

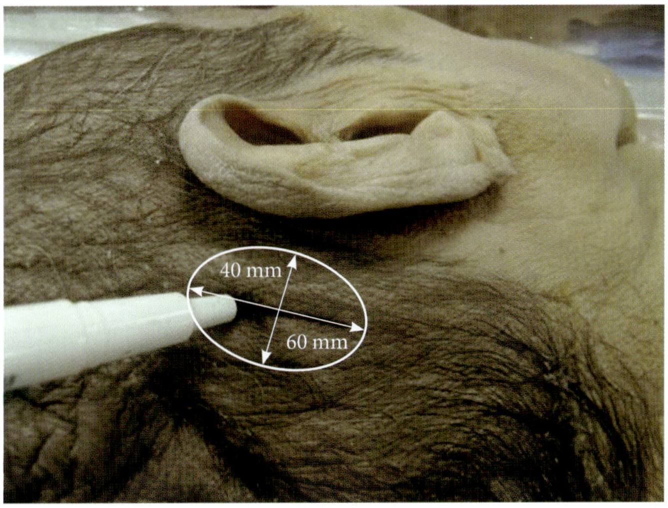

Fig. 15-2. 피하조직 제거를 위한 타원형 부분 표시.

피부절개(skin incision)

도안한 절개선을 따라 15번 blade를 이용하여 골막(periosteum)까지 절개한다(Fig. 15-3).

Landmarks:

Periosteum

골막의 제거(removal of the periosteum)

Self retractor를 이용하여 절개부위를 벌린 후 periosteal elevator를 이용하여 약 10 mm 크기로 골막을 제거한다(Fig. 15-4).

Guide drill의 시행(drilling with the guide drill)

3 mm spacer를 부착한 guide drill을 이용하여 드릴링을 통해 구멍(hole)을 만든다(2000 rpm). Burr를 위 아래로 움직이면서 구멍을 넓히고 구멍의 바닥을 반복적으로 확인한다. 모든 드릴링 과정은 충분한 irrigation이 필요하다. 뼈의 두께가 충분하다면 4 mm spacer로 바꾸어서 드릴링을 시행한다(Fig. 15-5).

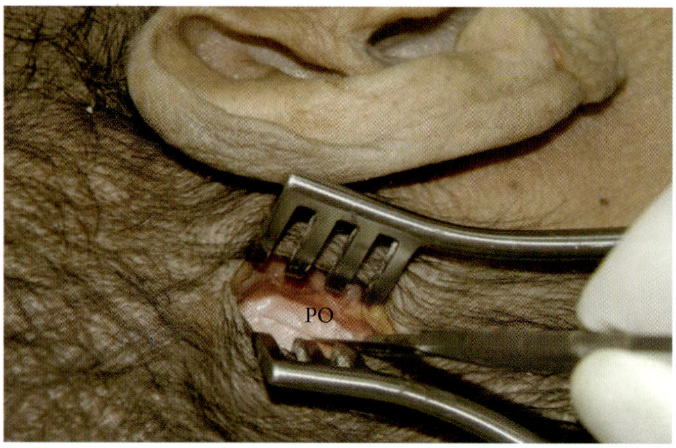

Fig. 15-3. 피부 절개 후 골막 절개(PO: periosteum).

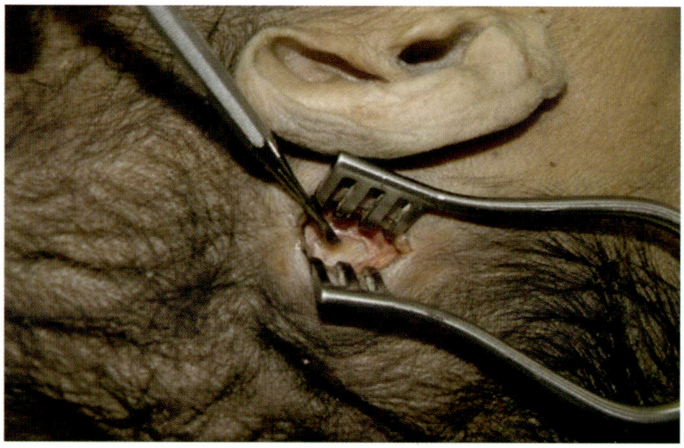

Fig. 15-4. Periosteal elevator를 이용한 골막 제거.

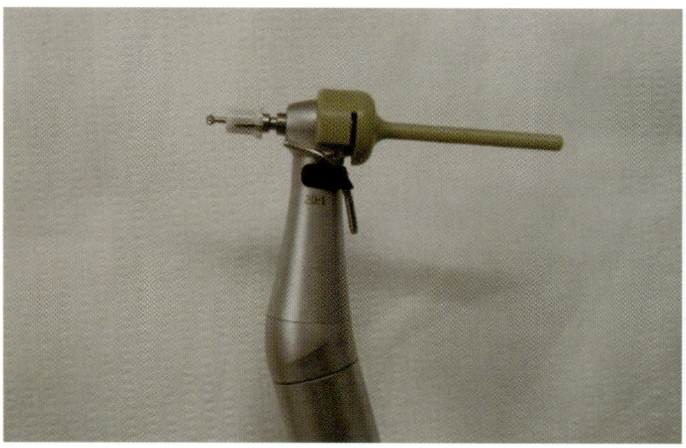

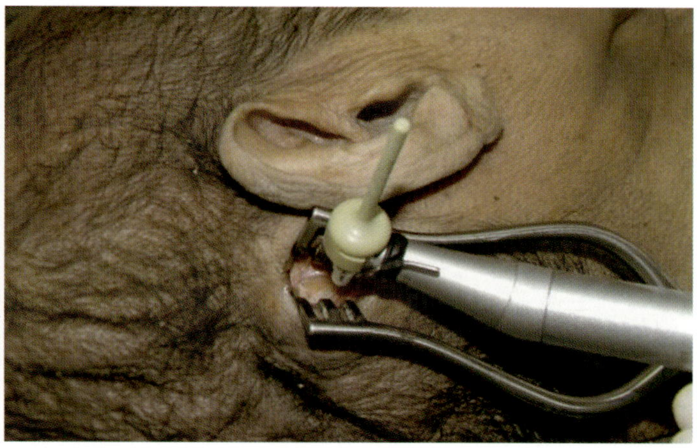

Fig. 15-5. Spacer 부착한 guide drill을 이용한 구멍 형성.

Countersink를 이용한 드릴링(drilling with the countersink)

적절한 drill countersink를 이용하여 hole을 넓힌다(2000 rpm). Drill을 위 아래로 움직이면서 시행하고 동시에 irrigation을 시행하여 물이 구멍의 바닥까지 세척하여 bone dust가 제거되도록 한다. Dissector를 이용하여 bone chip과 bone dust를 제거한다(Fig. 15-6).

Implant의 삽입(placement of the implant)

Abutment inserter를 이용하여 implant를 drill에 끼운 후 low speed setting에서 irrigation을 하지 않는 상태에서 implant를 위치시킨다. 첫 나사선이 들어가면 irrigation을 시작한다(Fig. 15-7).

피하조직의 제거(reduction of the subcutaneous tissue)

약 40 × 60 mm 정도 범위의 피하 조직을 제거한다(Fig. 15-8).

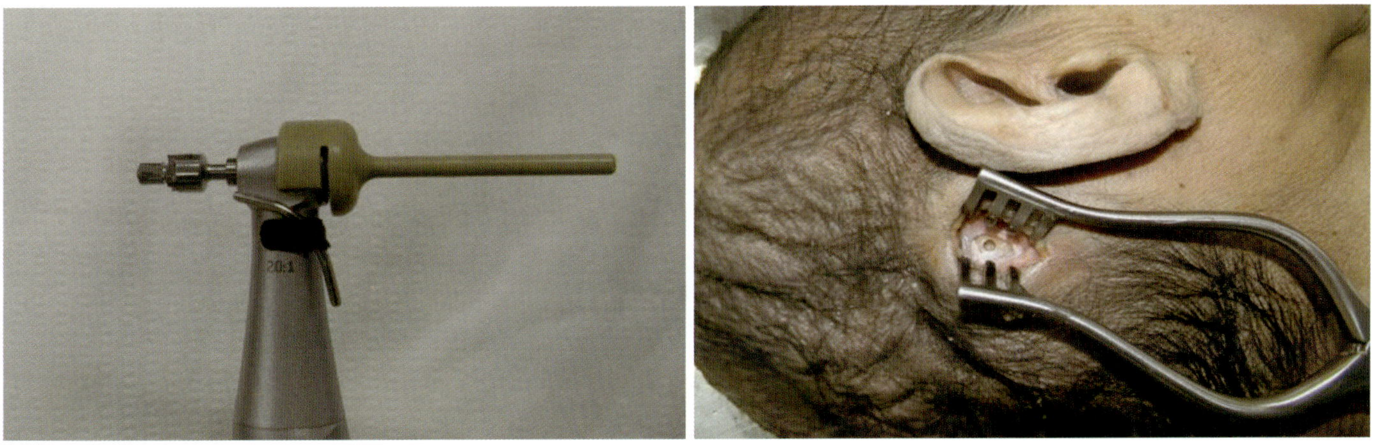

Fig. 15-6. Countersink 드릴링을 통한 구멍의 확장.

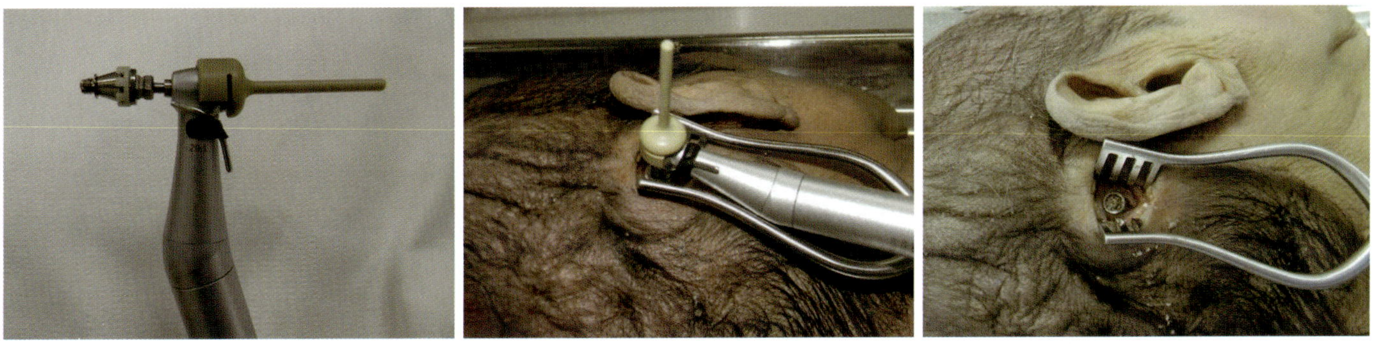

Fig. 15-7. Low speed drill을 이용한 abutment 삽입.

절개부위의 봉합(skin closure)

단순 일차 봉합(simple primary suture)을 시행하고 봉합을 시행하는 동안 suction tip을 incision site 아래에 위치시켜 피부가 바닥의 골과 골막에 밀착되어 사강(dead space)이 생기지 않도록 한다.

Abutment 위의 피부를 knife로 약간 절개한 후 abutment를 밖으로 노출시킨다(Fig. 15-9).

Healing cap의 삽입(attachment of the healing cap)

Abutment위에 healing cap을 끼워 넣고 드레싱 후 수술을 마친다(Fig. 15-10).

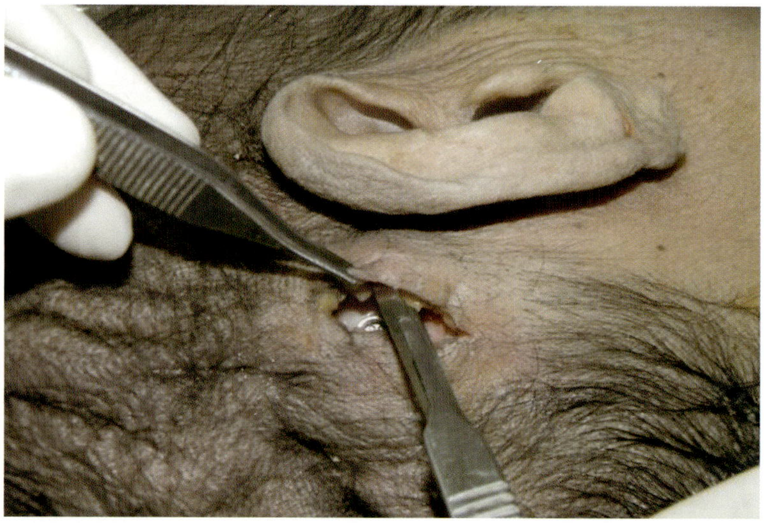

Fig. 15-8. 피하조직 제거.

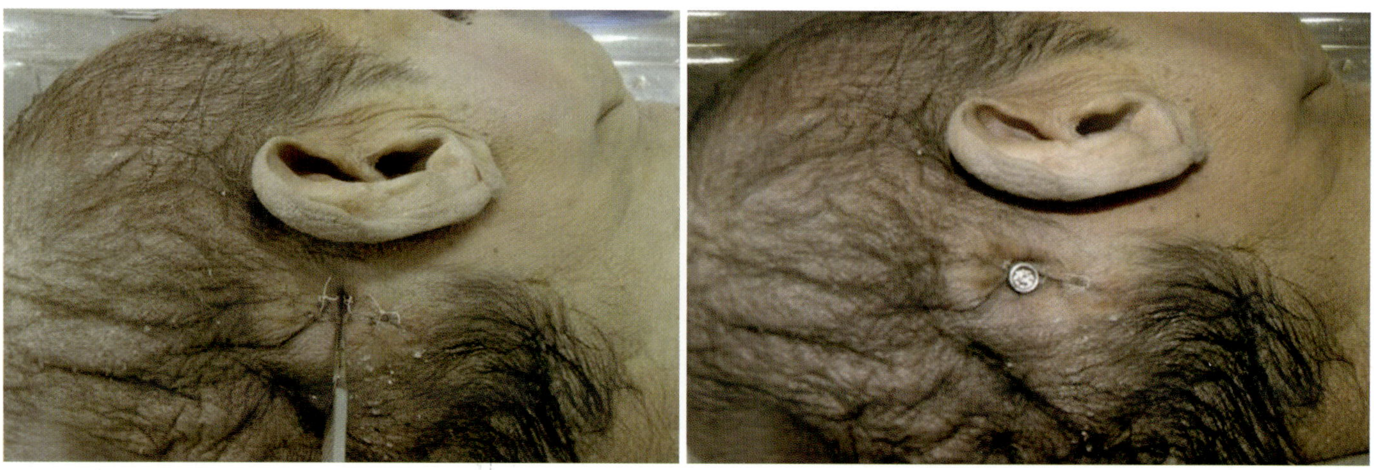

Fig. 15-9. 피부 봉합 및 abutment 노출.

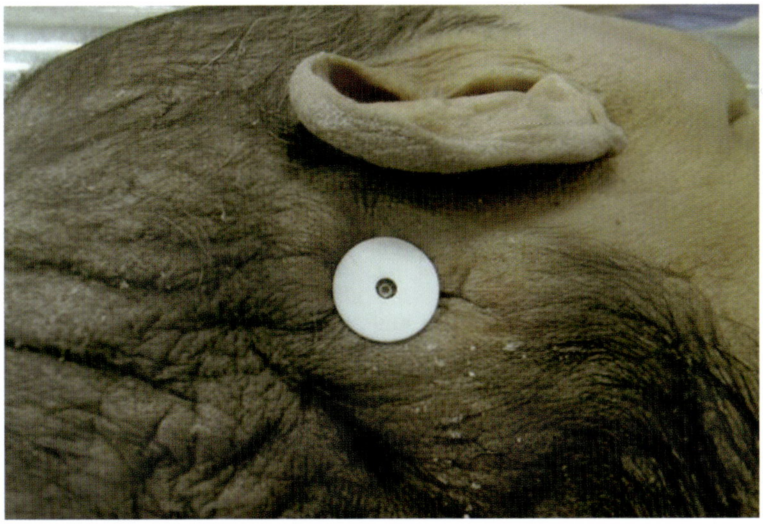

Fig. 15-10. Healing cap 부착한 상태.

Dissection tips

1. Implant 모형을 이용하여 적절한 절개선을 재단한다.
2. Abutment가 삽입될 때 골막이 끼지 않도록 충분한 골막을 제거한다.
3. 구멍을 만들 때 drill speed를 guideline에 따라 정확한 속도로 드릴링한다.
4. Abutment 삽입시 물이 들어가지 않도록 주의한다.
5. Abutment 주변이 피부에 덮이지 않도록 피하 조직을 적절히 제거한다.

실제 수술시 고려해야 할 사항

- Abutment를 삽입할 수 있는 깊이를 전산화 단층촬영을 통해 확인하여 삽입 부위를 결정한다.
- 피하조직을 과다하게 제거할 경우, 피부 괴사로 인한 창상 감염이 생길 수 있다.
- 드릴링 과정에서 출혈이 심할 경우, abutment의 osseointegration이 진행되지 않을 수 있으므로 삽입위치를 바꾸는 것이 필요할 수 있다.
- Countersink 드릴링 후 출혈, 식염수, bone dust를 충분히 제거하도록 한다.

CHAPTER 16 Bonebridge™ (Transcutaneous Active Bone-Conduction Implant)

Introduction

Bonebridge™ (Active Bone-Conduction Implant)는 이식형 골전도 보청기의 한 종류로, 경피적 활성 골전도 이식형 보청기(Transcutaneous Active Bone Conduction Implant)로 구별된다. Bonebridge™는 수술을 통해 삽입되는 내부 기기(BC-FMT)와 어음처리기가 내장된 외부 기기로 구성된다. 외부 기기와 내부 기기는 두피를 사이에 두고 완전히 분리되어 있어 transcutaneous BAHA나 Sophono 처럼 피부의 합병증(감염 혹은 육아종 증식 등)에서 자유롭다는 장점이 있다. Bonebridge™의 가장 큰 특징은 뼈에 삽입된 implant가 스스로 움직이며 소리를 증폭한다는 점에서(active) 다른 passive 형태의 이식형 보청기와 차이가 있다(Fig. 16-1).

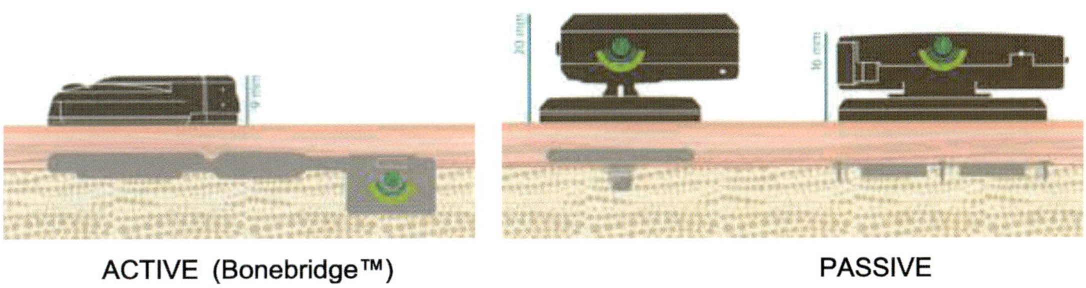

Fig. 16-1. Active bone conduction implant와 passive bone conduction implant의 비교 모식도(출처: Business Unit Vibrant, MED-EL). Bonebridge™는 외부 기기의 진동이 전달되어 내부 기기가 움직이는 것이 아닌, 삽입된 내부 기기가 직접 움직인다.

위 그림에서 볼 수 있듯이, 삽입되는 기기의 크기가 상대적으로 크다보니 내부 기기를 이식할 공간의 확보가 어려울 수 있다는 단점이 있다. 그러나 최근 새로 개발되어 국내에도 도입된 BCI602 기기는 기존 기기(BCI601)(8.7 mm)에 비해 삽입 깊이가 많이 줄어들었다(4.5 mm 깊이). 따라서 수술자에게 훨씬 익숙한 유양골에 쉽게 이식이 가능하게 되어 더 효과적으로 사용될 수 있을 것으로 생각된다.

수술 과정

Landmarks:

Postauricular sulcus
Auricle
External auditory canal
Mastoid tip

1. BCI 602 kit의 구성

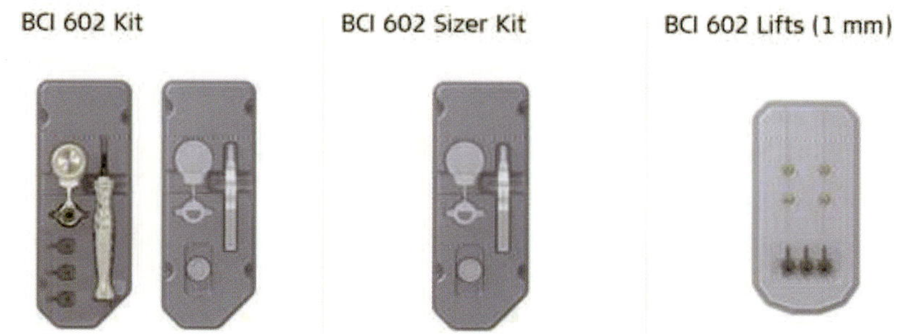

Fig. 16-2. BCI602 kit의 구성. 기기 및 실리콘 dummy가 포함되어 있다.

2. 피부 절개 부위 및 기기 삽입 부위 도안

피부 절개는 이후부 이개주름의 약 5 mm 후방에서 가해진다. 함께 제공되는 실리콘 모형을 사용하면 전체적인 윤곽을 잡는 데 도움을 받을 수 있다.

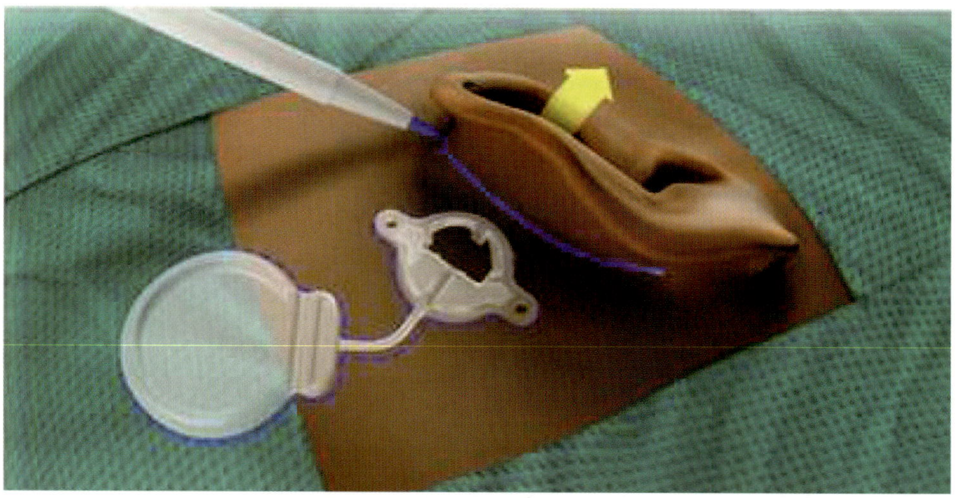

Fig. 16-3. 실리콘 dummy를 사용하여 기기가 들어갈 부위를 가늠해보고 수술 절개 부위를 도안한다.

3. 피부 절개

Landmarks:

Henle's spine
Temporal line
Middle cranial fossa dura
Sigmoid sinus
Macewen's triangle

도안한 절개 부위를 double layer incision으로 절개한다.

피부 절개 후 BC-FMT를 삽입할 유양골 부위를 충분히 노출 시킨다. Periosteum elevator를 사용하여 내부 기기의 자석 부위가 들어갈 공간도 박리해준다.

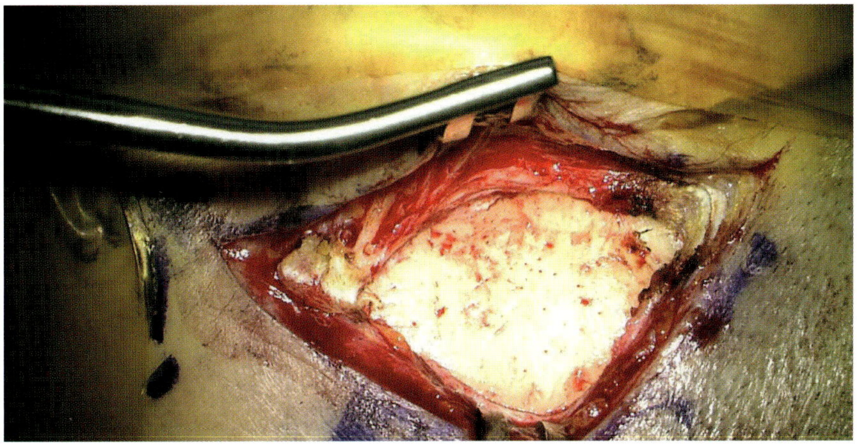

Fig. 16-4. Periosteum을 박리하고 drilling 시행할 mastoid bone을 노출시킴.

4. Implant 삽입 부위 도안

BC-FMT가 들어갈 부분을 마킹펜으로 도안한다. BC-FMT 삽입을 위한 Drilling 부위가 Henle's spine, 중두개와와 S-자형 정맥동 사이에 위치하도록 도안한다. 이때 동봉된 T-Sizer를 사용한다.

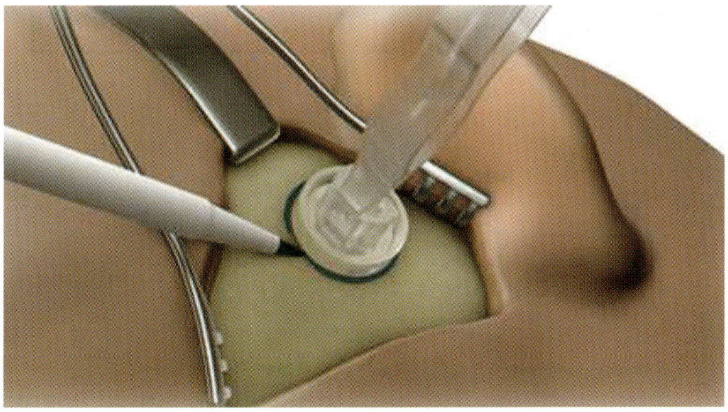

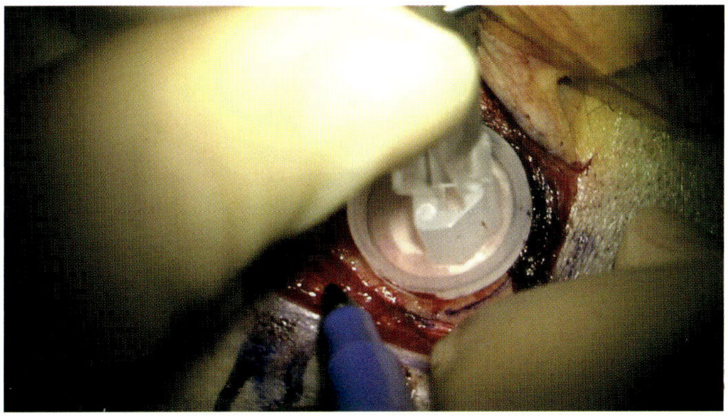

Fig. 16-5. (좌) Drilling 부위 마킹 모식도. (우) 실제 수술 시 실리콘 T-sizer를 사용하여 drilling 부위 도안하는 모습.

5. Bone bed drilling

도안한 부위를 약 4.5 mm 깊이가 되도록 drilling을 시행한다. 이때 사용하는 BC-FMT 모델에 따라 더 깊이 drilling을 해야할 필요도 있다.외이도, 중두개와 경막, S-자형 정맥동에 손상이 가지 않도록 주의하면서 FMT가 충분이 깊이 위치할 수 있도록 drilling 한다.

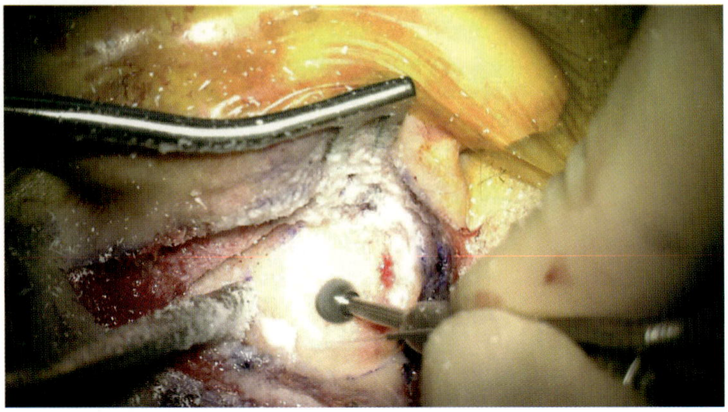

Fig. 16-6. 4.5 mm 깊이가 확보되도록 drilling을 시행한다.

T-Sizer를 사용하면 필요한 깊이까지 도달하였는지 확인할 수 있다.

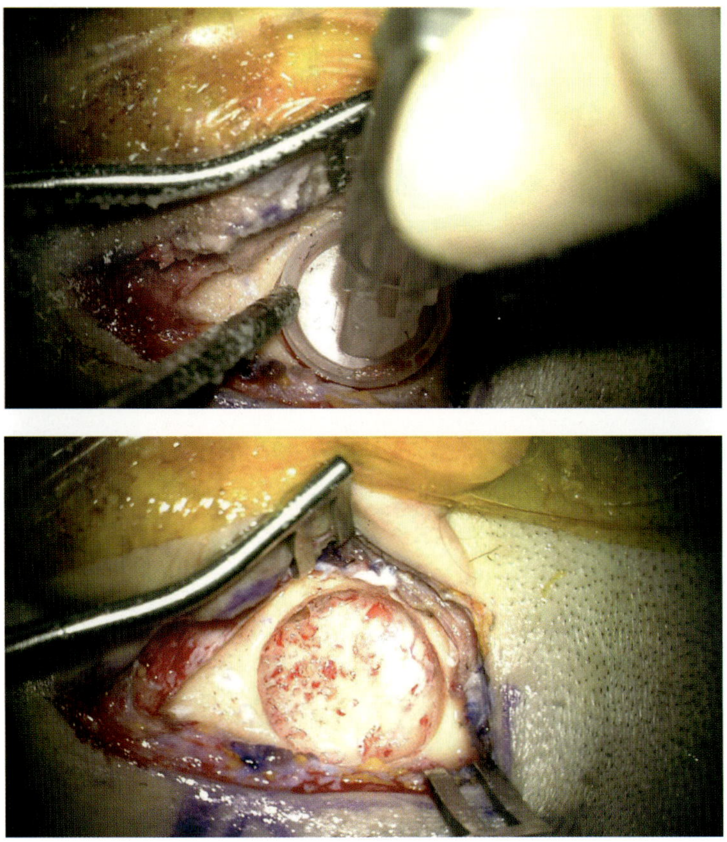

Fig. 16-7. (위) T-sizer를 사용하여 수술 중 기기 삽입 부위를 확인하는 모습. (아래) Drilling이 완료된 기기 삽입 부위.

6. 내부 기기의 삽입 및 고정

내부 기기를 삽입 부위에 밀어 넣는다. 자석 부위 피부의 두께는 7 mm 이하여야 한다. 피부피판 측정기(skin flap gauge)를 사용하여 확인한다.

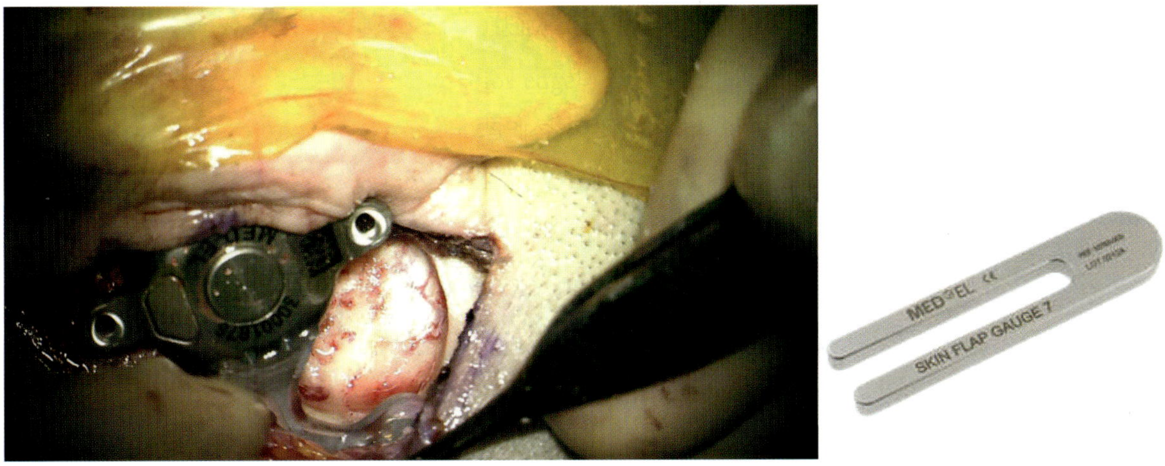

Fig. 16-8. (좌) 기기 삽입 모습. (우) 피부피판 측정기로 피부 두께를 확인한다. 만약 7 mm가 넘는다면 피하 조직 일부 제거를 시도해볼 수 있다.

이때 implant를 적절히 bending 시킬 수 있다. BC-FMT에 나사가 수직으로 정확히 박히도록 (아래 그림 초록색 원) 기기의 위치를 잡는다.

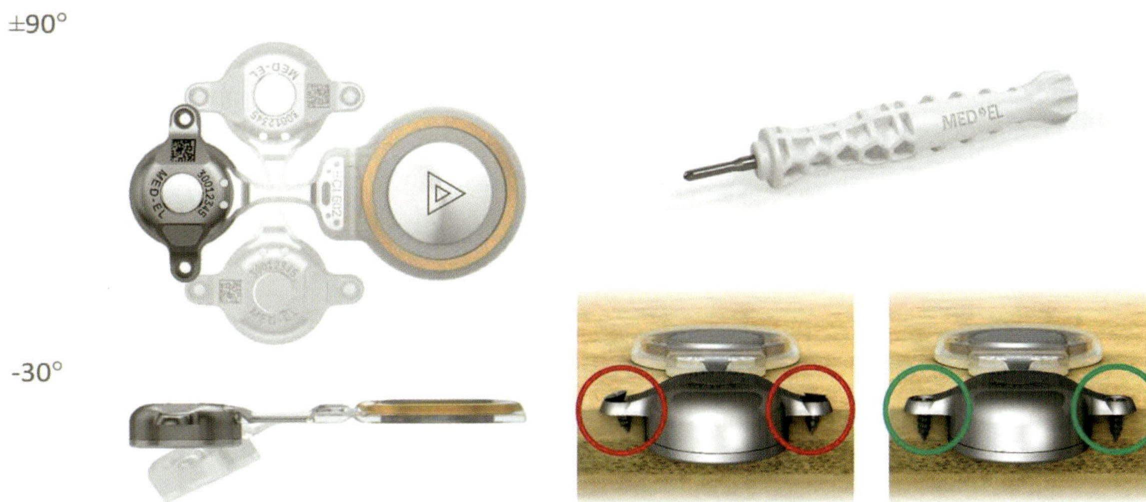

Fig. 16-9. Screw 고정이 가장 용이하도록 기기의 위치를 잡아야 하며, 이를 위해 기기를 적절히 bending할 수 있다. 기기와 screw가 수직으로 fixation 할 수 있도록 bending 해주는 것이 중요하다.

Landmarks:

Temporal line
Zygomatic arch
Mastoid tip
Cortical bone

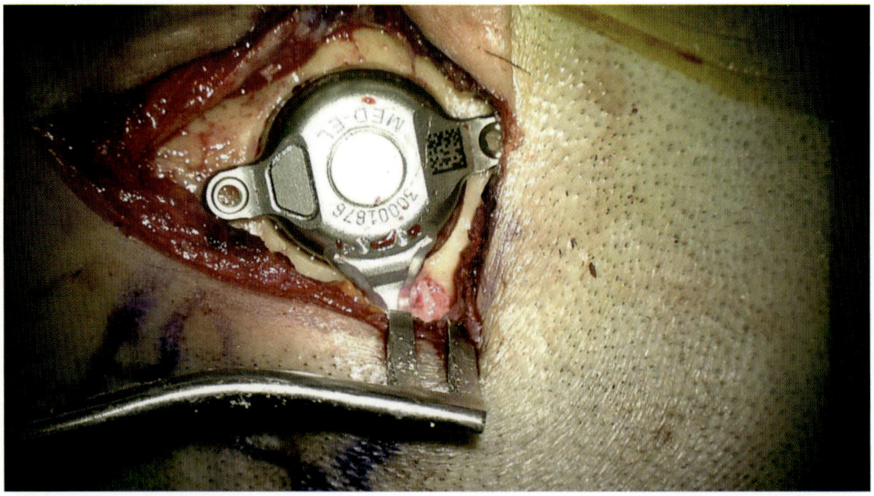

Fig. 16-10. Screw fixation 직전 상태.

7. Screw fixation

동봉된 screwdriver를 사용하여 screw를 고정한다. 이때 Landmarks를 확인하면서 BC-FMT가 뜨지 않고 정확히 cortical bone에 고정될 수 있도록 기기의 고정 위치를 잡도록 하고 양측에 screw를 이용하여 고정한다. Screw가 bone에 수직이 되도록 fixation하는 것이 가장 중요하다. Screwdriver를 더 돌릴 수 없게 되면 충분히 고정이 되었다고 볼 수 있다.

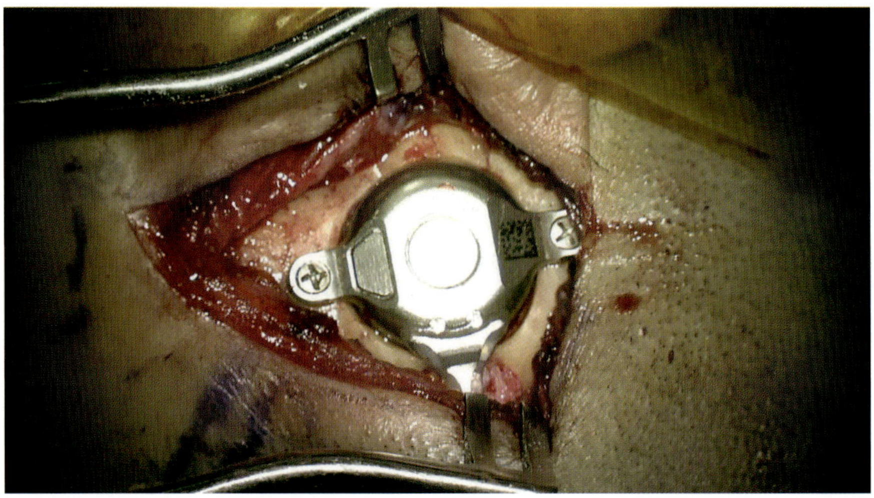

Fig. 16-11. Screw fixation 상태.

8. 피부 봉합

피부 봉합 후 수술을 종료한다.

Dissection tips

1. Henle's spine, Temporal line에 가급적 붙혀 mastoid cavity의 가장 깊은 부위에 BC-FMT가 위치할 수 있도록 도안을 한다.
2. 4mm cutting burr를 이용하여 FMT가 놓일 자리를 sizer를 확인하여 깊이를 측정해 가면서 충분히 drilling 한다.
3. 이때 middle crinial fossa dura와 S-자형 정맥동의 bony plate를 가능한 유지하도록 한다.
4. BC-FMT가 충분히 삽입되기 어려운 해부학적 구조가 관찰될 경우 lift를 사용할 수 있다.
5. Screw를 하기전 device가 양측 cortical bone에서 뜨지 않고 평편하게 위치할 수 있도록 위치를 잘 잡고 수직으로 screwing 한다.

실제 수술시 주의해야할 사항

1. Bone bridge 모델에 따라 더 깊은 드릴이 필요할 수 있으므로 수술 전 환자의 측두골 CT를 관찰하여 모델을 정한다.
2. 중두개와가 낮고 S자형 정맥동이 앞쪽으로 위치한 환자의 경우 FMT 깊이가 낮은 모델을 선택하는 것이 편리하지만 기기의 외측이 높아 피부가 얇은 환자의 경우 기기가 돌출되어 보일 수 있다.
3. 기기가 안정적으로 고정되기 위해 screw를 할 자리를 잘 선택해야한다. Cortical bone이 두껍고 기기가 흔들림 없이 단단히 고정될 수 있는 위치를 잡아 screw로 잘 고정한다.
4. 수술은 국소 마취하에도 시행이 가능하나 수술 중 어지럼 방지를 위해 체온과 동일한 식염수로 irrigation해야한다.
5. 수술부위의 혈종, 염증과 기기의 extrusion 등을 방지하기 위해 수술부위를 잘 지혈 하고 periosteum과 skin을 잘 봉합한다.

CHAPTER 17

Active Middle Ear Implant

Landmarks:

Canthomeatal line mastoid

Soundbridge

중이 이식형 보청기의 하나로 인공와우와 비슷한 구성을 가지지만 와우내 전극 대신 FMT (Floating Mass Transducer)가 연결되어 있는 VORP (Vibrating Ossicular Prosthesis)가 내부에 삽입된다. 이 FMT가 이소골이나 정원창에 연결되어 기계적 진동 에너지를 증폭시켜 청력을 개선시키게 된다.

수술 시작 전 마이크 설치

FMT를 연결시킨 후 reverse transfer function 검사를 위해 수술 시작 전에 마이크를 외이도에 위치시 킨다(Fig. 17-1).

피부절개

안각외이도선(canthomeatal line)보다 45도 상방으로, 유양동 상방으로 내부장치가 위치하게 될 부분을 메틸렌 블루(methylene blue)를 이용해서 표시하고 이 위치보다 앞쪽으로 2 cm, 후이개 뒤를 따라 피부절개를 실시한다. 피부 피판을 거상 후에 절개선에서 1 cm 앞쪽으로 골막(periosteal flap) 을 절개하여 측두골을 노출시킨다. 피부 피판의 두께가 7 mm가 넘을 경우 피하 조직을 적절히 제거하여 7 mm 이내로 유지해야 외부기의 신호가 내부장치로 적절히 전달된다. 골막하를 충분히 거상 후에 내부기를 위치시킬 곳을 선정한다(Fig. 17-2, 17-3).

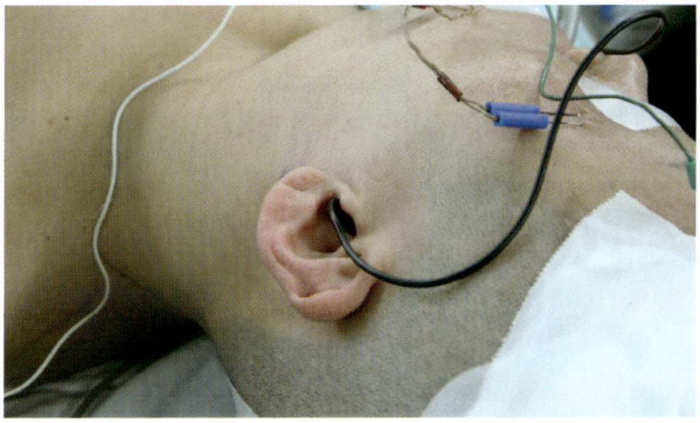

Fig. 17-1. 수술 전 마이크의 외이도 배치.

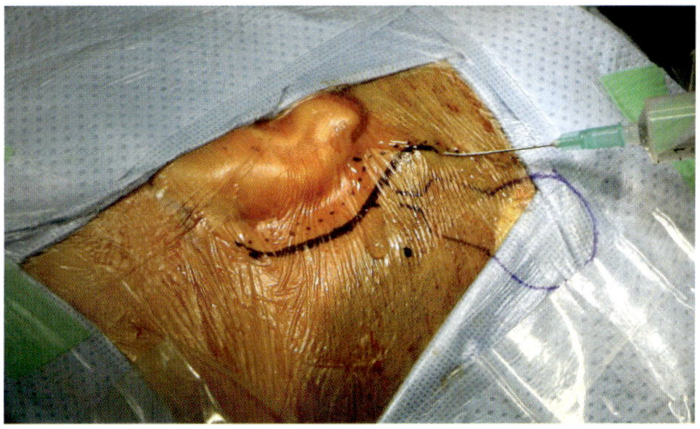

Fig. 17-2. 피부절개선과 내부장치(VORP) 위치 표시.

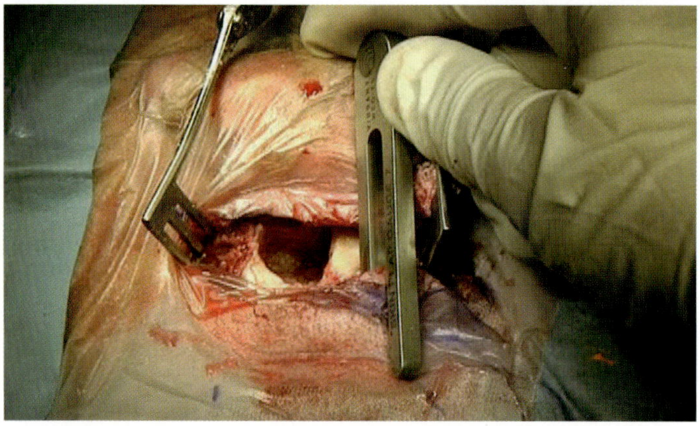

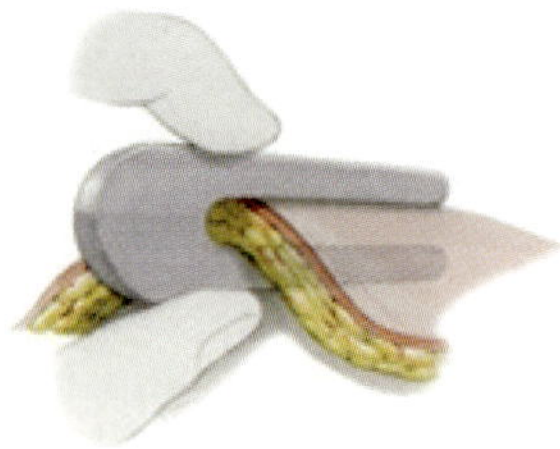

Fig. 17-3. 피부피판측정기(skin flap gauge)를 이용한 피부피판 두께 측정.

Landmarks:

Canthomeatal line mastoid

내부장치 매몰 부위 *implant well* 만들기

내부장치는 안각외이도선보다 45도 상방, 유양동 상방으로 내부장치 형판(template)을 놓고 펜으로 표시한다. 형판이 돌출되지 않을 정도의 깊이와 넓이로 드릴을 이용하여 매몰 부위를 만든다. 매몰 부위 주변으로 2~3 mm 크기의 cutting burr를 이용하여 cortical bone을 완만하게 추가로 드릴링 함으로써 내부장치 전체의 외부 돌출이 최소화되도록 한다. 매몰위치 외각으로 내부장치의 고정 매듭을 위한 구멍을 만든다(Fig. 17-4).

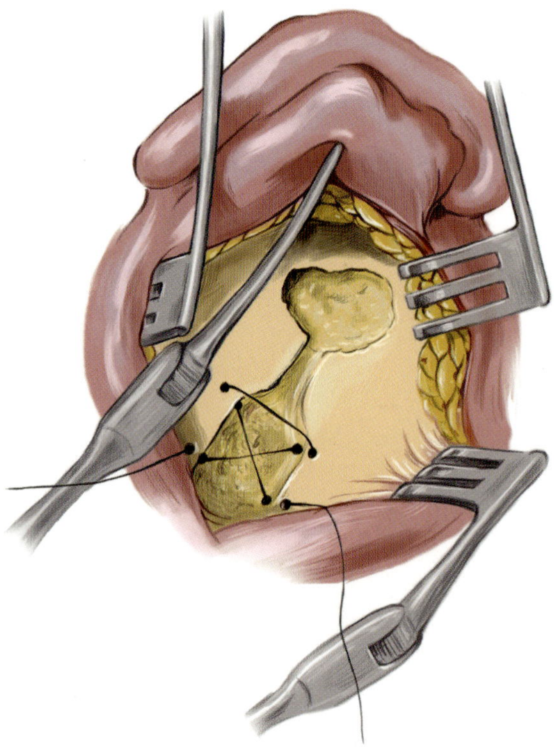

Fig. 17-4. 내부장치 고정을 위한 구멍을 만듦.

Landmarks:

Antrum
External auditory canal
Lateral semicircular canal
Incus

유양돌기 절제술 *mastoidectomy* 및 후고실개방술 *posterior tympanotomy*

전극이 공동 내부에 안정적으로 위치되도록 유양돌기 절제술을 시행하게 되는데, saucerization을 하지 않고 bony overhang을 유지시킴으로써 전극의 움직임을 최소화시킬 수 있다(limited canal wall up mastoidectomy). 중이염 수술과정과 동일하게 유양동(mastoid antrum)을 찾고 외이도 골벽을 충분히 얇게 만들어(thinning) 후고실개방술(posterior tympanotomy)을 위한 시야를 확보하되 외이도 골벽에 손상이 가지 않도록 주의한다(Fig. 17-5).

유양동의 바닥에서 측반고리관(lateral semicircular canal)이 확인되면 침골(incus)의 단각(short process)과 체부(body) 일부가 보일 때까지 상고실(epitympanum)을 열고 침골 buttress(incudal buttress)를 상부경계, 고삭신경(chorda tympani nerve)을 전방 경계, 안면신경(facial nerve)을 후방 경계로 하는 안면와(facial recess)를 여는 후고실개방술(posterior tympanotomy)을 시행한다. 후고실개방술(posterior tym-

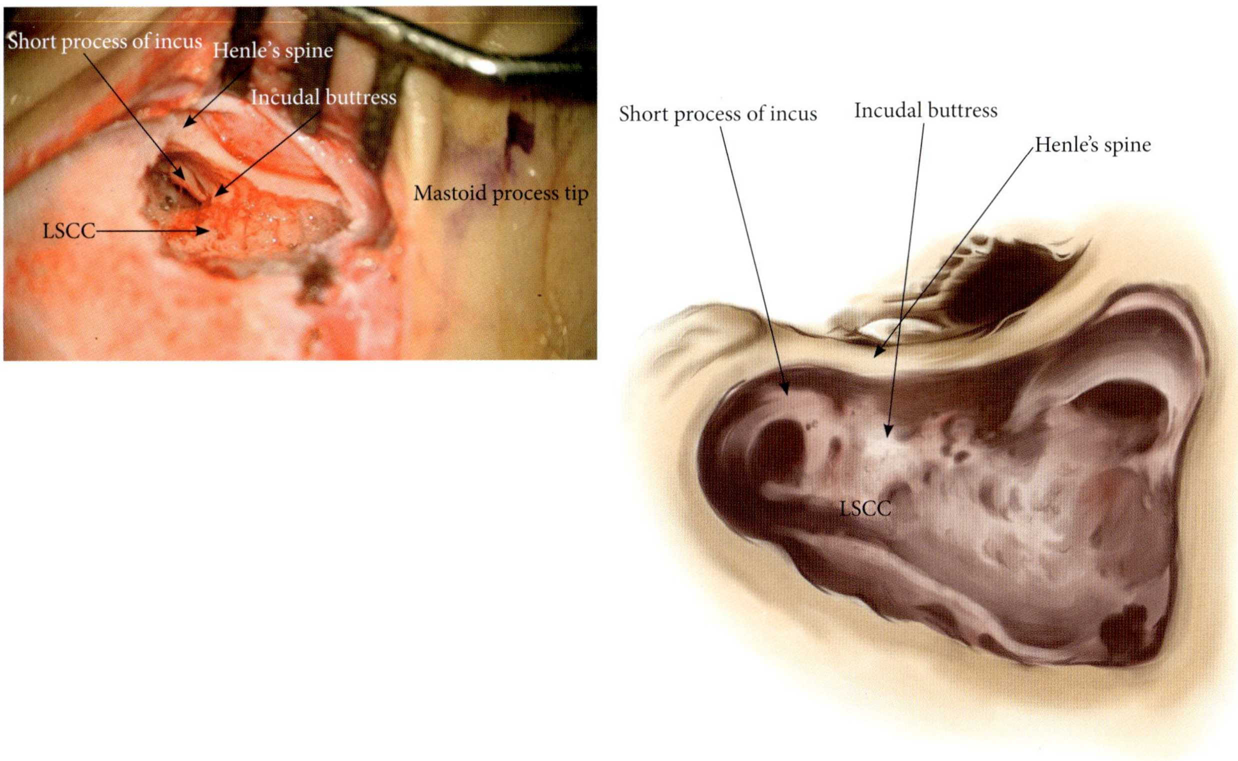

Fig. 17-5. Limited canal wall up mastoidectomy (LSCC, lateral semicircular canal).

Landmarks:

Epitympanum
Incudal buttress
Chorda tympani nerve
Facial nerve
Facial recess
Incudostapedial joint

panotomy)은 상부는 넓고 하부로 가면 서 좁아지는 삼각형 구조로 드릴링하여 안면신경(facial nerve)과 고삭신경(chorda tympani nerve)의 손상을 피하면서 침골–등골관절(incudostapedial joint)이 잘 보이도록 하고 1.8 × 2.3 mm 크기의 FMT가 통과할 수 있는 공간을 만들어야 한다. 후고실이 충분히 개방되도록 하기 위해서 골도 외이도(bony external auditory canal)를 가능한 얇게 하되 천공(perforation)을 조심해야 하며, 고삭 신경을 미리 찾아두고 그 앞쪽으로의 드릴링을 피해야 고막이 손상되지 않는다. 아랫쪽으로도 가능한 안면신경으로부터 고삭신경이 분지 하는 부위(chorofacial angle)까지 충분히 열어두어야 한다(Fig. 17-6).

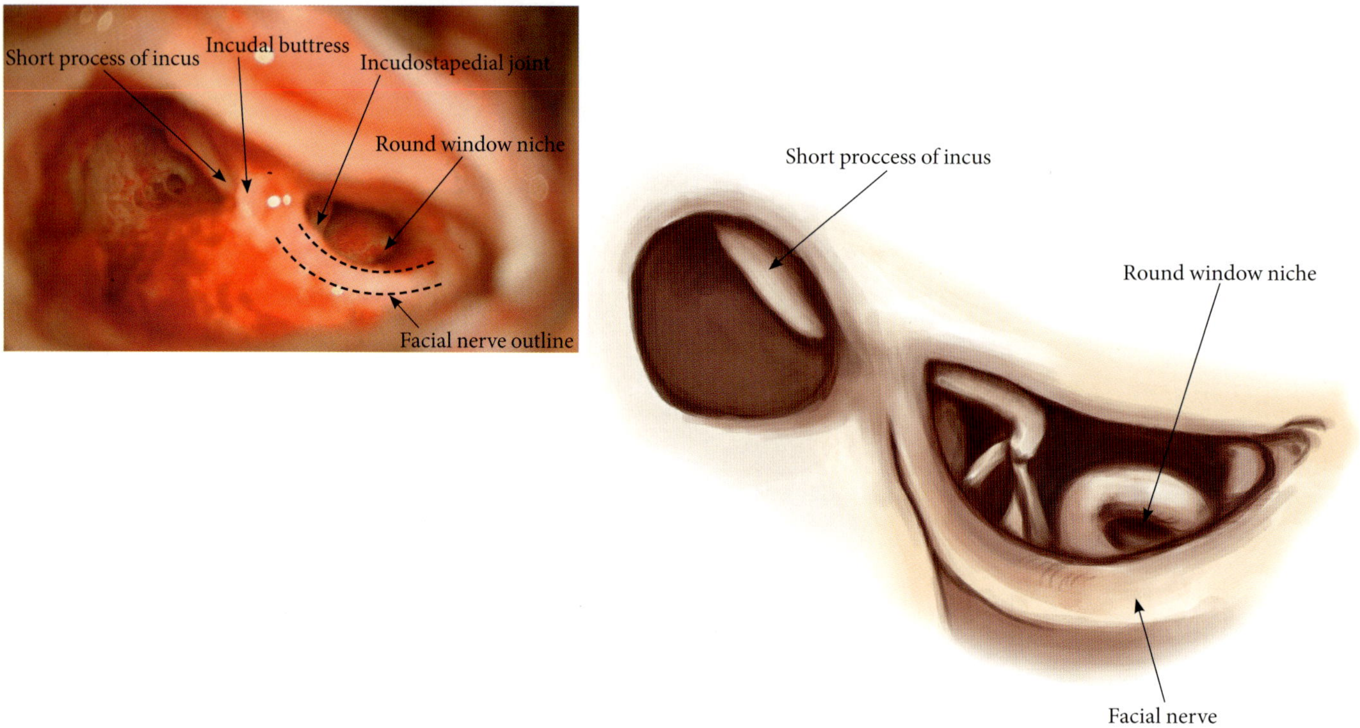

Fig. 17-6. Posterior tympanotomy.

Landmarks:

Long process of incus
Stapes
Incudostapedial joint
Promontory
Pyramidal eminence
Mastoid

내부장치 위치 시키기 *internal device placement* 와 *FMT*를 침골 장각에 연결

내부 장치를 매몰부위(well)에 놓고 전극을 미리 만들어둔 통로에 위치시킨다. FMT clip 부분을 침골의 장각(long process of incus)에 연결시킨 후 forming forcep을 이용하여 고정시킨다. FMT를 고정시킬 때 등골과 평행하게 침골등골관절(incudostapedial joint)에 접촉시킨다. 이때 promontory, 고막, pyramidal eminence에 닿지 않도록 한다. FMT와 내부장치의 연결선(conductor link)을 유양동 내에 위치시킨다(Fig. 17-7, 17-8, 17-9, 17-10, 17-11, 17-12).

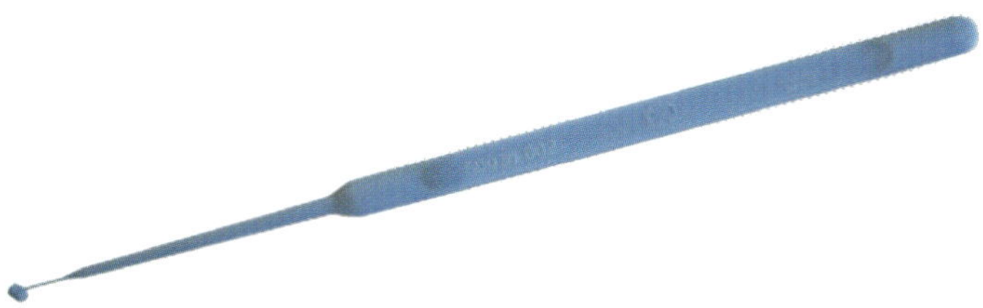

Fig. 17-7. FMT sizer.

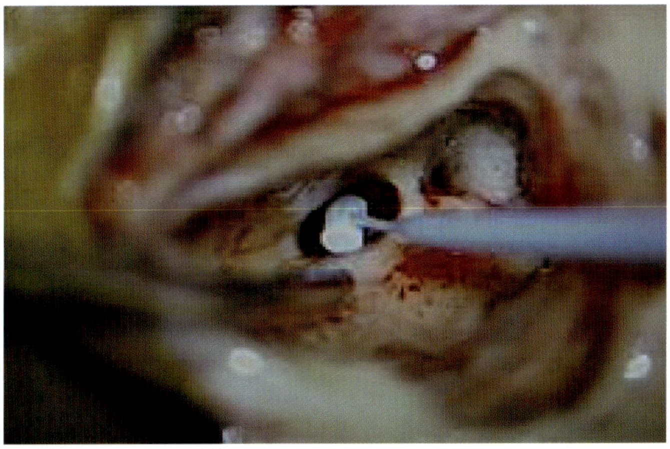

Fig. 17-8. FMT sizer를 이용한 후고실 개방 크기를 측정.

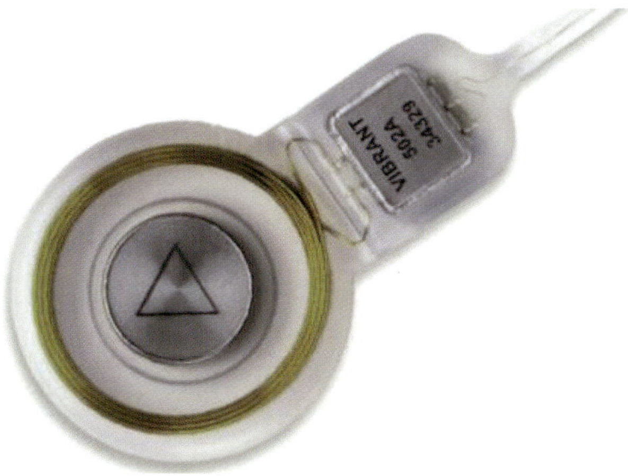

Fig. 17-9. 내부장치모습.

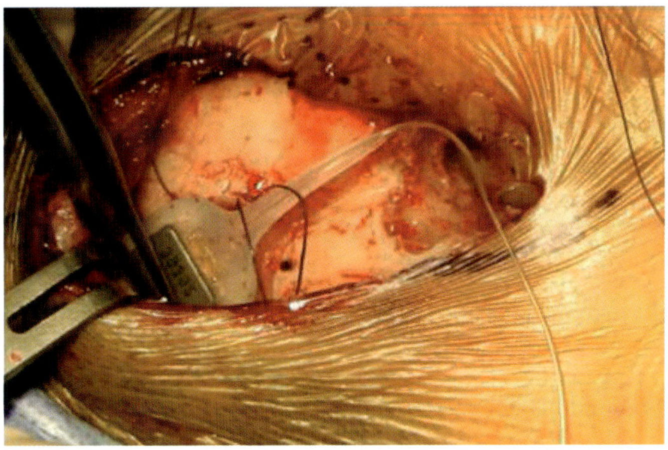

Fig. 17-10. 내부장치를 골막하에 위치시킨 모습.

피부봉합과 *RTF* 측정

연결된 FMT가 잘 작동하는지를 Reverse Transfer Function (RTF) 검사를 골막과 피부 봉합 전이나 후에 실시한다(Fig. 17-13).

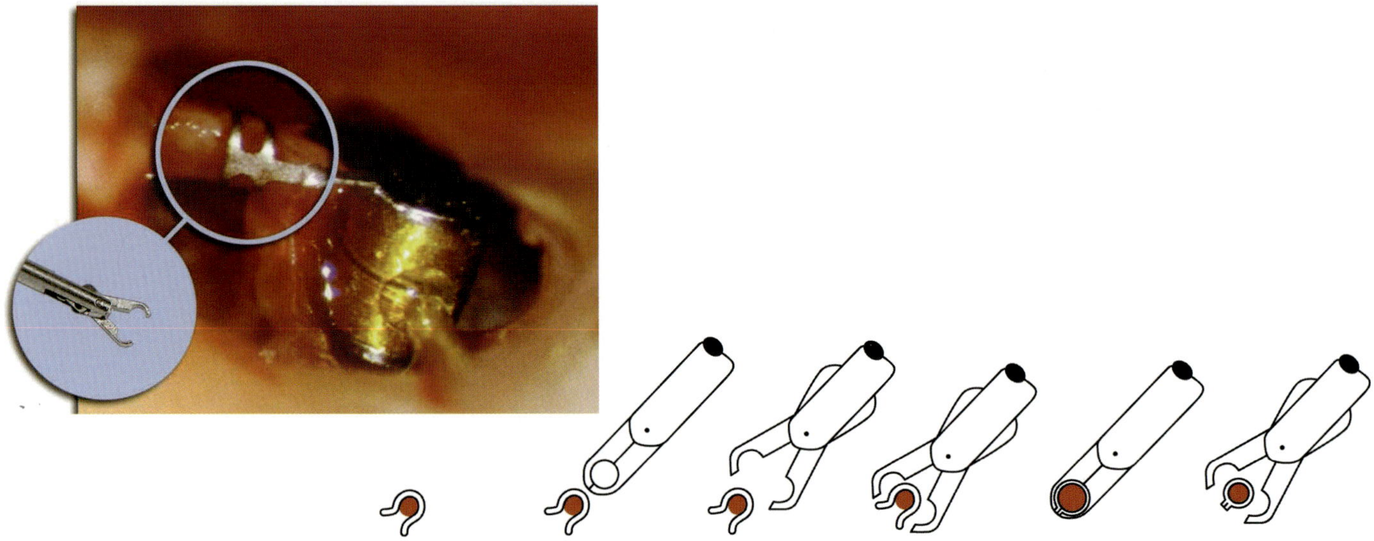

Fig. 17-11. Forming forcep으로 FMT clip을 고정시키는 모습.

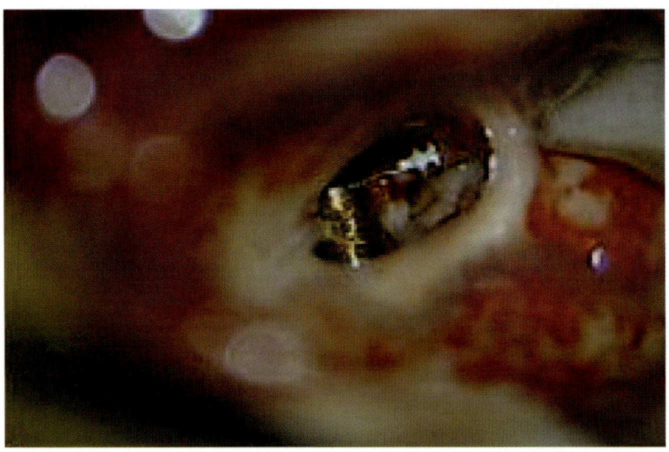

Fig. 17-12. FMT가 incus에 고정된 모습. Stapes에 평행하고 incudo-stapedial joint에 접촉한 모습.

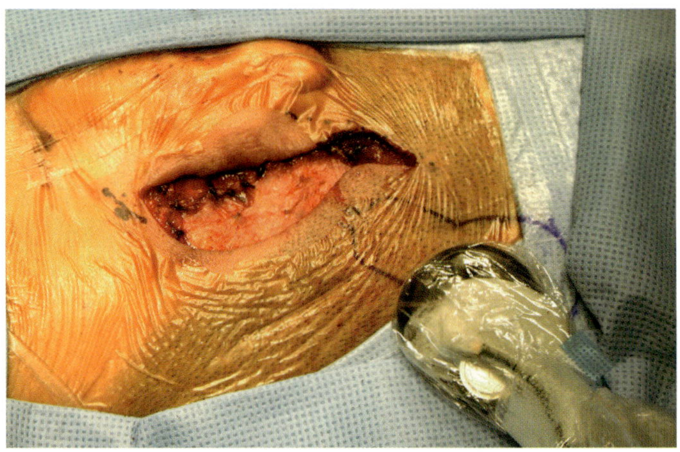

Fig. 17-13. Reverse transfer function 검사.

Vibroplasty-Round Window Approach

Landmarks:

Round window

Soundbridge의 FMT를 이소골에 연결시켜 소리를 전달하는 방법 이외에 정원창을 통해 소리가 전달되게 하는 방법으로 FMT를 정원창에 위치시켜 정원창막을 통해 FMT의 진동이 전달되게 하여 소리를 전달시키게 된다. 수술 방법은 기본적인 유양동을 통한 방법과 유사하며 후고실개방술시 정원창을 충분히 노출시키는 것이 중요하다. 정원창이 노출되면 그림에서처럼 2.3×1.8 mm 크기의 FMT를 위치시키기 위해 정원창의 앞쪽 아래쪽으로 주위의 뼈구조물(Fig. 7-14에서 살구색)을 저속 드릴링을 통해 넓혀야 된다(Fig. 7-14).

정원창을 노출시킨 후 FMT를 정원창에 위치시킨다. 정원창막과 FMT의 정확한 접촉이 소리 전달에 중요하며 정원창막 위에 측두근막과 같은 연부조직을 FMT 사이에 위치시키는 것이 필요하다(Fig. 7-15).

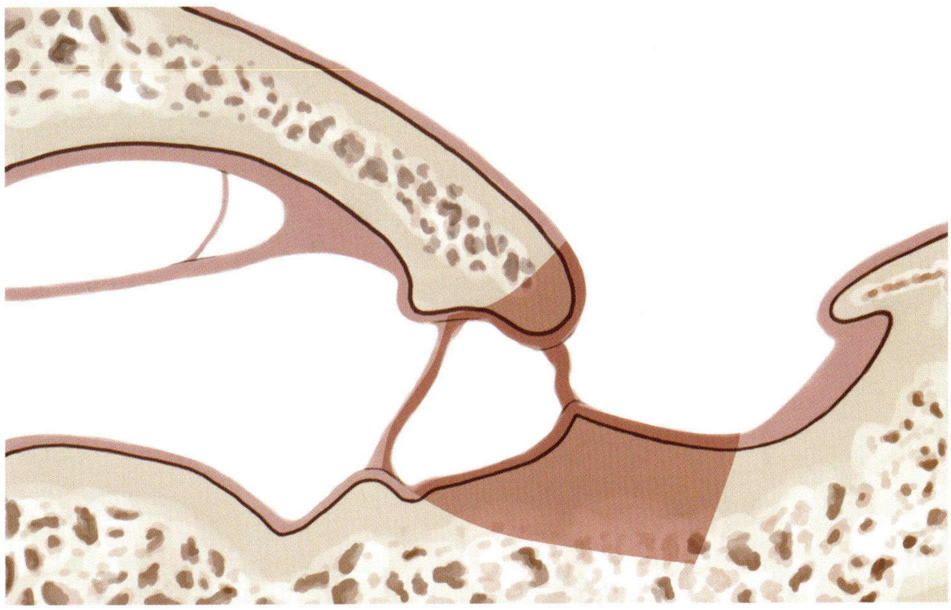

Fig. 17-14. 정원창 노출을 위한 제거가 필요한 정원창 주위 뼈구조물.

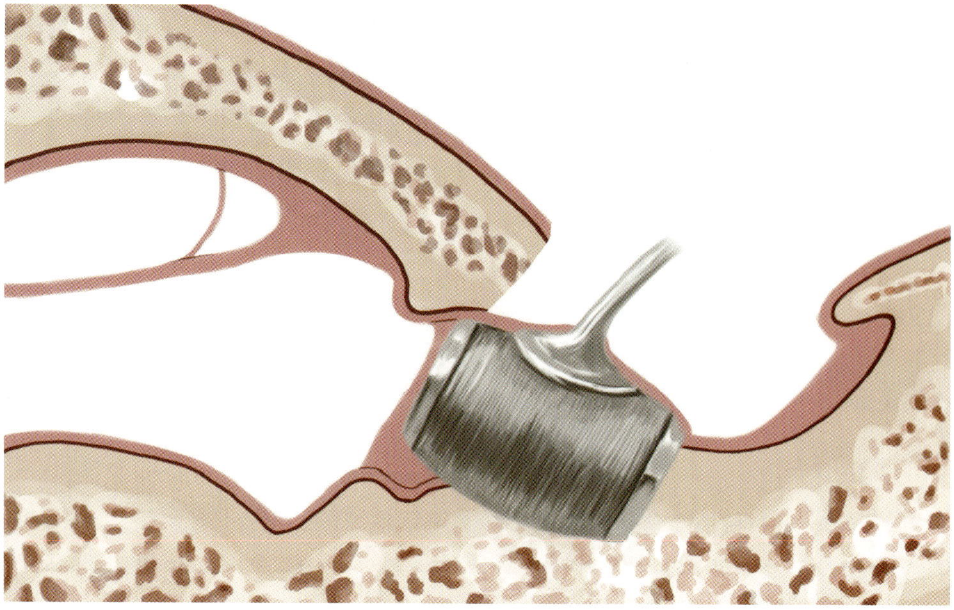

Fig. 17-15. 정원창에 FMT가 위치한 모습.

Dissection tips

1. 내부장치가 돌출되지 않도록 매몰공간을 충분히 만들어 주도록 하고, 골막을 들어올리는 과정에서 골막이 손상되지 않도록 하여 내부장치가 효과적으로 고정되도록 한다.
2. 전극이 유양동에 효과적으로 위치되도록 Saucerization을 시행하지 않도록 한다.
3. 유양동 절제술 과정에서 이소골 연결이 끊어지지 않도록 드릴이 incus와 접촉되지 않도록 주의한다.
4. FMT를 연결시킬때 후고실 개방술이 좁을 경우, 무리하게 침골장각에 연결할 경우, 침골등골관절이 단절될 수 있으므로 FMT sizer를 이용하여 충분한 공간이 확보되었는지를 확인한다.
5. FMT clip을 고정하는 과정에서 무리하게 고정할 경우, 침골등골관절이 분리될 수 있으므로 주의한다.
6. FMT를 정원창에 위치시킬 경우, FMT가 위치할 수 있는 공간을 충분히 확보하여 정원창이 찢어지지 않도록 주의한다.

실제 수술시 고려해야 할 사항

- FMT를 stapes에 평행하게 위치시킬때와 clip을 고정할 때, 그리고 정원창에 위치시킬 때 공간이 협소한 상태에서 무리하게 조작할 경우, 침골등골관절 분리, 등골 아탈구 등과 함께 감각신경성 난청이 발생할 수 있으므로 주의한다.
- FMT sizer를 이용하여 충분한 공간이 만들어지도록 드릴링을 시행하도록 한다.
- Tympanomastoidectomy 혹은 ossiculoplasty 등의 수술 후 이소골 연쇄가 단절되었거나, 이소골이 결손된 상태의 경우, 정원창 접근법을 통한 vibroplasty를 시행할 수 있고, 등골이 경화되어 있는 경우에도 정원창 접근법을 통한 vibroplasty를 시도해 볼 수 있다.
- 최근에는 FMT를 침골의 단각에 연결할 수 있는 clip을 이용하여 후고실 개방술을 시행할 필요없이 soundbridge를 이식할 수 있다.

CHAPTER 18

Cochlear Implantation

Landmarks:

External auditory canal
Mastoid process
Postauricular sulcus

인공와우이식술은 인공와우이식기를 와우 내로 이식하여 내이 유모세포가 아닌 와우신경으로 직접 전기적 자극을 주는 것이다. 이 수술은 고도 난청 이상의 환자에서 일반적인 보청기로부터 도움을 받지 못하는 환자에게 시행한다.

피부절개 및 인공와우 이식위치 노출

후이개를 따라 외부기의 template을 도시 후에 도시한 선(A) 외부에 그리고 안각외이도 선보다 30~45도 상방에 언어처리기의 위치를 선정한다(Fig. 18-1). 언어치료기 중심부 또는 전방에 (B)에 indigo carmine으로 주사기를 이용하여 골막하에 표시한다. 피부절개는 후이개에서 1.5~2 cm 정도 후방부에 절개선(C)을 따라 실시하고 피부피판을 거상 후에 이 절개선에서 1 cm 앞쪽(D)으로 골막(periosteal flap)을 절개하여 측두골을 노출시킨다(Fig. 18-2). 골막하를 충분히 거상 후에 인공와우 내부기를 위치시킬 곳을 선정한다.

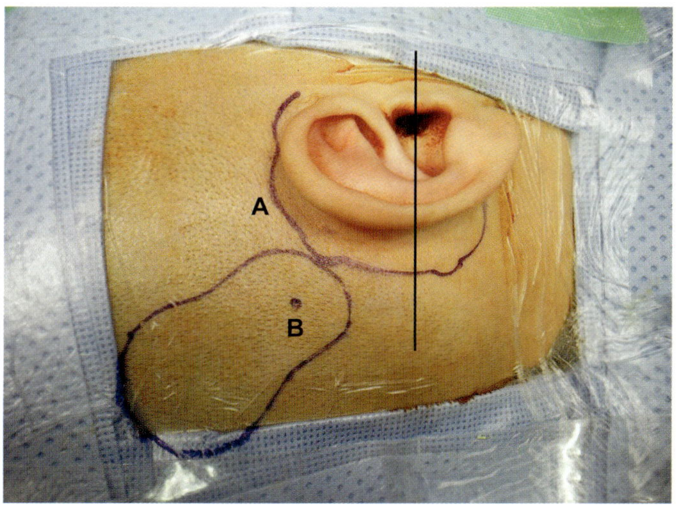

Fig. 18-1. 인공와우이식기의 위치(B)와 외부기의 위치(A).

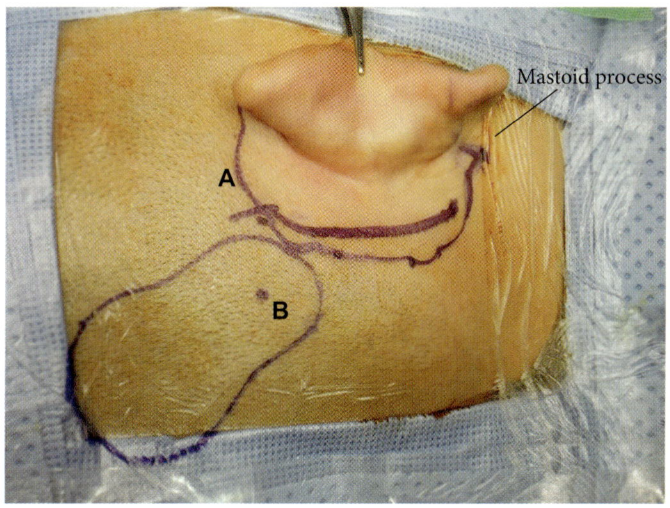

Fig. 18-2. 피부절개선(C).

이식기 매몰 부위 *implant well* 만들기

Landmarks:

Henle's spine
Temporal line
Mastoid tip

외이도 상극(Henle's spine)으로부터 5~6 cm 위치에 45~60° 각도로 이식기 내부장치의 수용/자극기 형판(template)을 놓고 펜으로 표시(marking)한다(Fig. 18-3). 형판이 충분히 편하게 놓일 만큼의 깊이와 넓이로 드릴을 이용하여 매몰 부위를 만든다. 매몰 부위 주변으로 2~3 mm 크기의 cutting burr를 이용하여 cortical bone을 완만하게 추가로 drilling 함으로써 내부장치 전체의 외부 돌출이 최소화되도록 한다(Fig. 18-4).

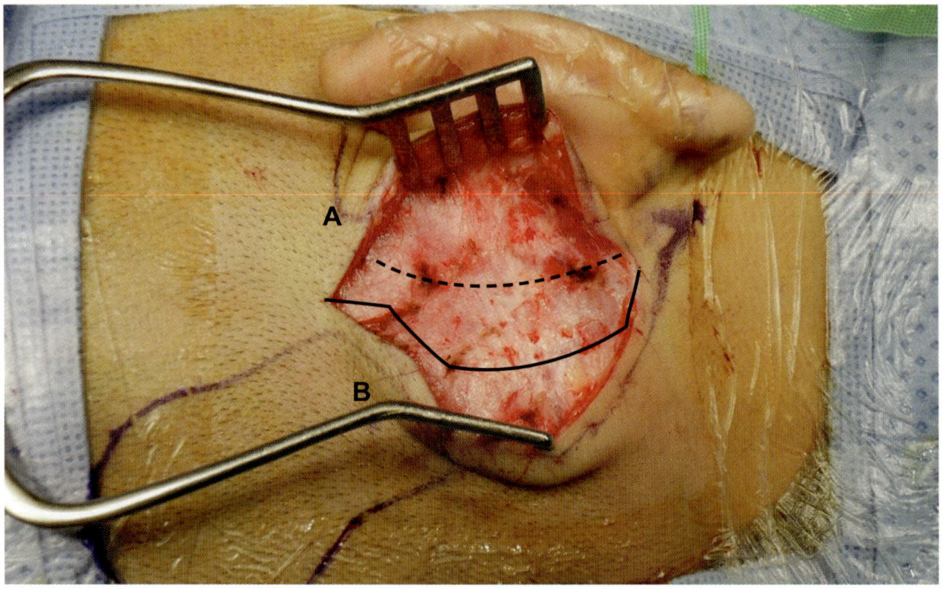

Fig. 18-3. 피부절개 및 피판현성. Skin incision line (C), periosteal incision line (D).

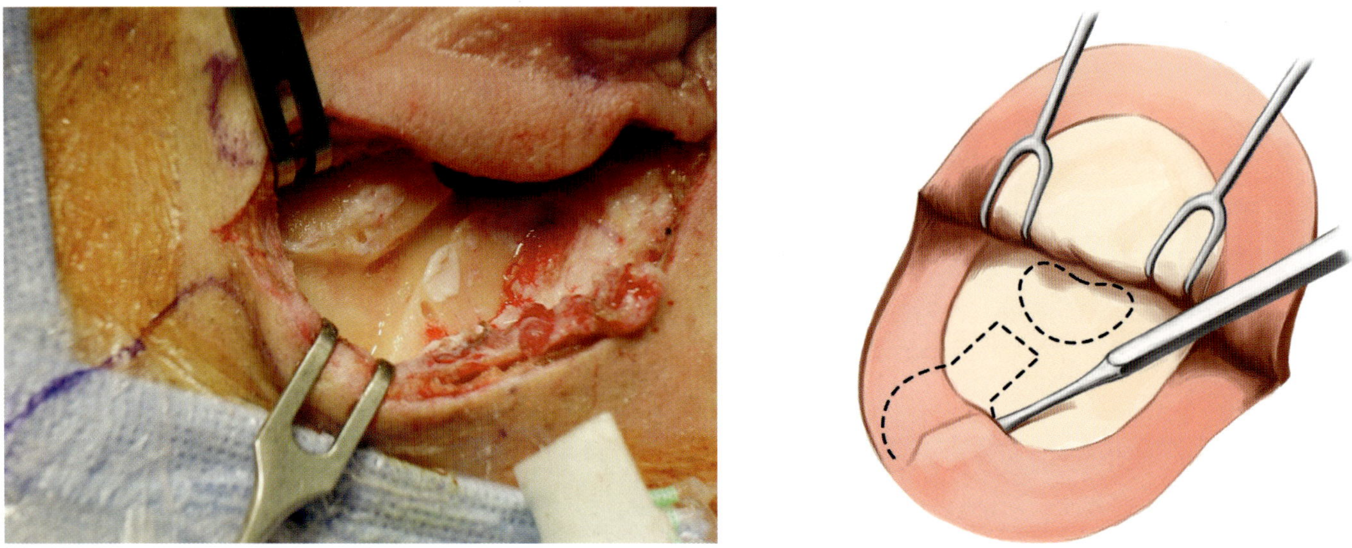

Fig. 18-4. 이식기 내부 장치의 매몰부위.

Landmarks:

Mastoid antrum
Lateral semicircular canal
Short process of incus
Incudal butress
Chorda tympani
Facial nerve

유양돌기 절제술 *mastoidectomy* 및 후고실개방술 *posterior tympanotomy*

유양돌기 절제술은 피질골을 삭개(saucerization)시키지 않고 bony overhang을 남겨 둠으로써 공동(cavity) 내부에 전극이 안정적으로 위치할 수 있도록 하는 제한적 폐쇄형 유양돌기 절제술(limited canal wall up mastoidectomy)을 한다. 유양동(mastoid antrum)을 찾고 외이도 골벽을 충분히 얇게 만들어(thinning) 후고실개방술(posterior tympanotomy)을 위한 시야를 확보하되 외이도 골벽에 손상이 가지 않도록 주의한다(Fig. 18-5).

유양동의 바닥에서 측반고리관(lateral semicircular canal)이 확인되면 침골(incus)의 단각과 체부(body) 일부가 보일 때까지 상고실(epitympanum)을 열고 침골 buttress (incudal buttress)를 상부 경계, 고삭신경(chorda tympani nerve)을 전방 경계, 안면신경(facial nerve)을 후방 경계로 하는 안면와(facial recess)를 여는 후고실개방술(posterior tympanotomy)을 시행한다. 후고실개방술(posterior tympanotomy)은 상부는 넓고 하부로 가면서 좁아지는 삼각형 구조로 드릴링하여 안면신경(facial nerve)

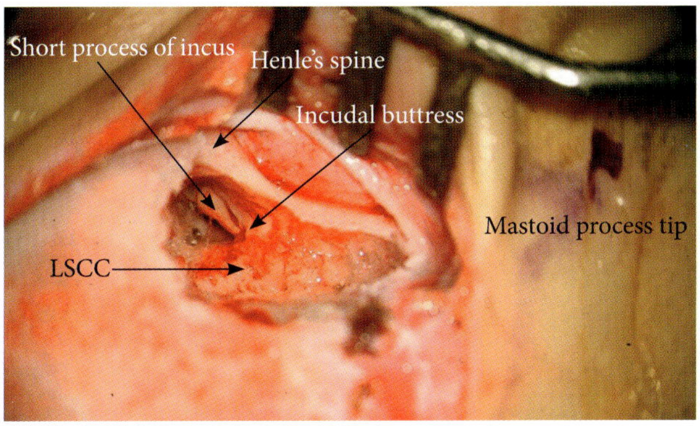

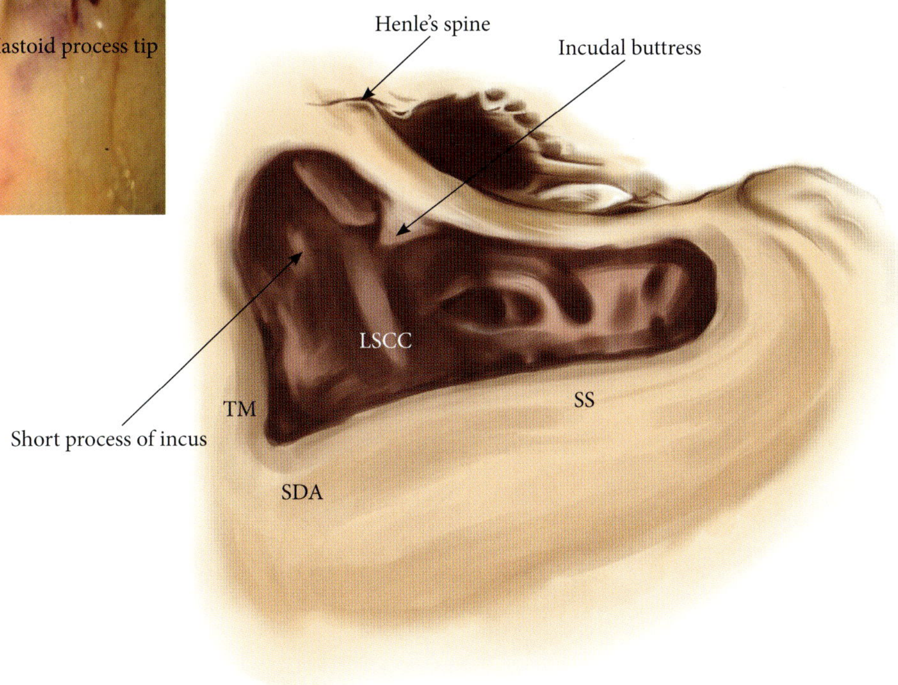

Fig. 18-5. Limited canal wall up mastoidectomy.

Landmarks:

Incudostapedial joint
Round window niche
Promontory
Facial nerve

과 고삭신경(chorda tympani nerve)의 손상을 피하면서 침골–등골 관절(incudostapedial joint), 정원창(round window niche), 와우갑개(promontory)가 잘 보이도록 최대한 넓은 공간을 확보해 두는 것이 와우개창술(cochleostomy)을 원활히 시행하는 방법이다. 후고실개방술이 충분하기 위해 골도 외이도(bony external auditory canal)를 가능한 얇게 하되 천공(perforation)을 조심해야 하며, 고삭신경을 미리 찾아두고 그 앞쪽으로의 드릴링을 피해야 고막의 손상을 예방한다. 아랫쪽으로도 가능한 안면신경으로부터 고삭신경이 분지하는 부위까지 충분히 열어두어야 와우개창술을 시행할 때 각도의 제한을 받지 않고 쉽게 할 수 있다(Fig. 18-6).

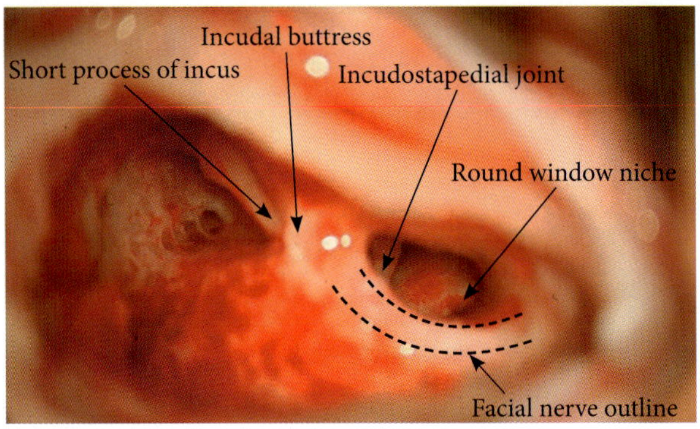

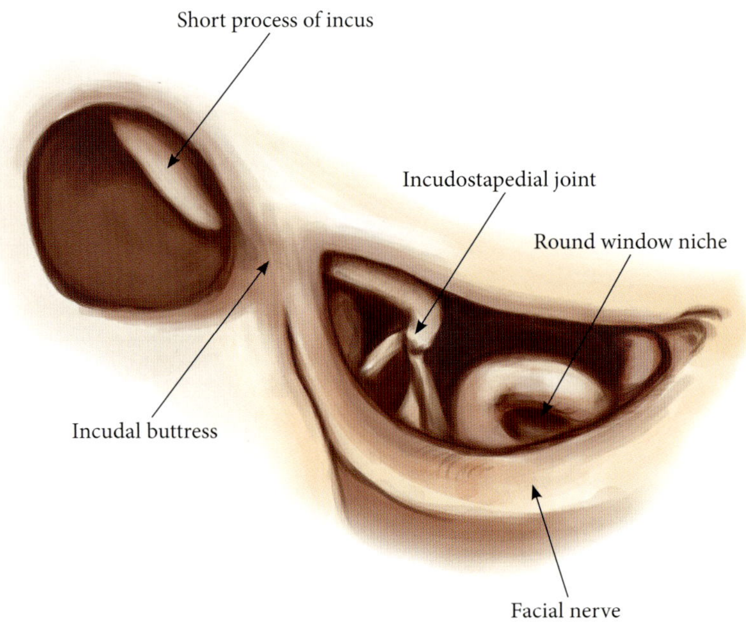

Fig. 18-6. 상부를 incudal buttress, 전방부를 Chorda tympani, 후방부를 facial nerve로 경계짓는 facial recess를 개방하는 술식인 posterior tympanotomy.

Landmarks:

Round window niche
Round window membrane
Incudostapedial joint

전극을 위한 터널 *tunnel for electrodes* 만들기

수용/자극기로부터 유양돌기절제 부위로 전극이 나가는 통로를 드릴링하되 다리(bridge)를 남겨 두면 내부장치 및 전극의 고정과 안정성 유지에 도움을 준다. 전극의 고정을 위한 타이(tie)를 시행할 경우 수용/자극기 매몰부 주변에 구멍(hole)을 뚫지만 근래의 최소침습수술술기(minimal invasive surgery technique)에서는 생략할 수도 있다(Fig. 18-7). 터널은 일부가 열려 있는 형식으로 만들 수도 있으며, 터널을 만들지 않을 경우에도 전극의 이동을 방지하기 위해 내부 장치로부터 전극이 유양동으로 들어가는 부위에 bone pate 등을 덮어줌으로써 전극의 위치 고정을 돕도록 한다.

와우개창술 *cochleostomy*

고실계(scala tympani)로의 정확한 와우개창술(cochleostomy)을 위해 정원창와(round window niche)를 먼저 확인한다. 안면와(facial recess)를 통해 정원창을 덮고 있는 bony overhang을 전방으로 일부 드릴링하여 정원창을 찾고 그 전하방에 와우개창술을 시행한다(Fig. 18-8). 와우개창술 부위는 난원창으로부터 침골-등골 관절 너비(width of incudostapedial joint)만큼 거리를 둔 곳이 적당하며, 이 방법을 적용하면 하고실

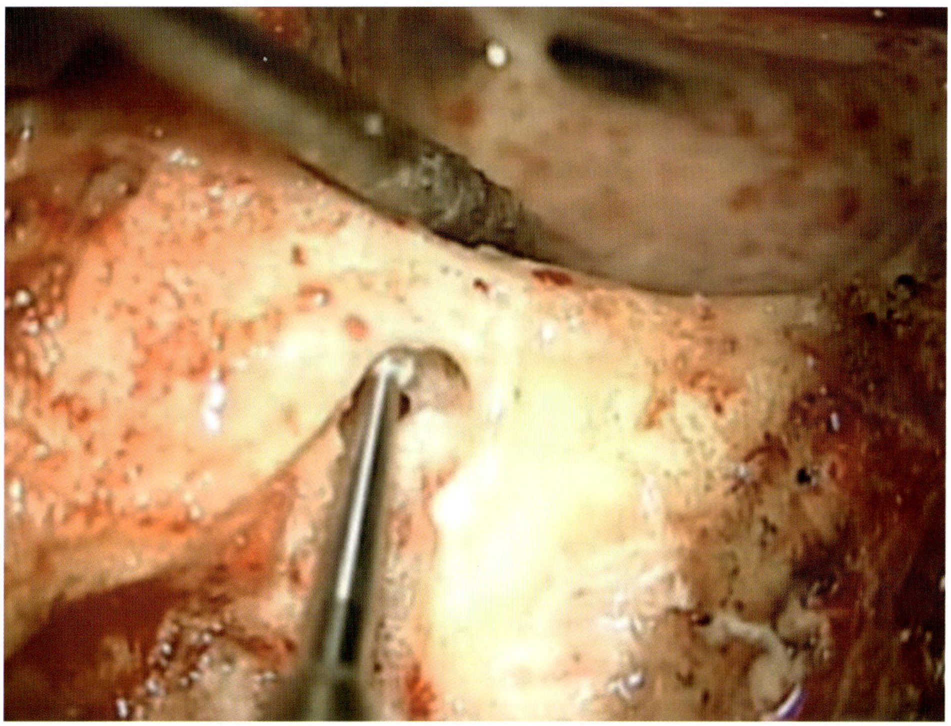

Fig. 18-7. 자극/수용기로부터 나오는 전극이 지나가는 tunnel과 고정을 위한 bridge.

(hypotympanum)로 향하는 잘못된 드릴링을 피할 수 있다. 와우개창술을 위한 드릴은 1~1.2 mm diamond burr로 낮은 회전 속도(rpm)로 천천히 진행된다. 드릴링 과정에 안면신경의 열상을 방지하기 위해 burr가 신경에 직접 닿지 않도록 주의한다. 와우골내막(cochlear endosteum)이 하얗게 보이는 곳까지의 두께는 1 mm 이상 깊어 burr 전체 직경이 다 들어갈 정도 혹은 그 이상까지 드릴링을 해야 하는 경우가 많으며 골내막이 보이면 일단 드릴링을 멈춘다. 활동전극(active electrode)이 편하게 들어갈 정도로 1~1.2 mm 정도의 와우골내막이 보일 때까지 와우개창술 부위를 조심스럽게 더 드릴링 한다. 이후 pick을 이용하여 골내막을 열고 외림프액(perilymph)의 유출을 확인하며 가능한 suction은 하지 않는다. 정확한 와우개창술을 위해서는 와우기저부의 회전 방향을 고려한 드릴링이 필요하다. 후고실개방술 부위를 통한 드릴링시 정원창의 위치를 반드시 확인하고 양측 귀 모두 기저부에 가능한 수직으로 접근할 수 있도록 와우 해부를 고려하면서 드릴링을 시행한다.

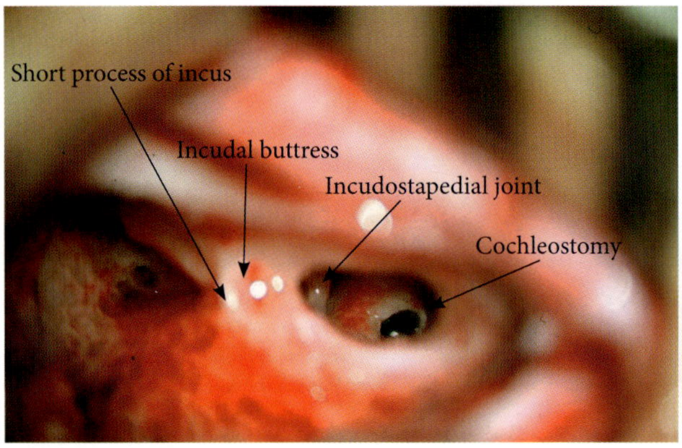

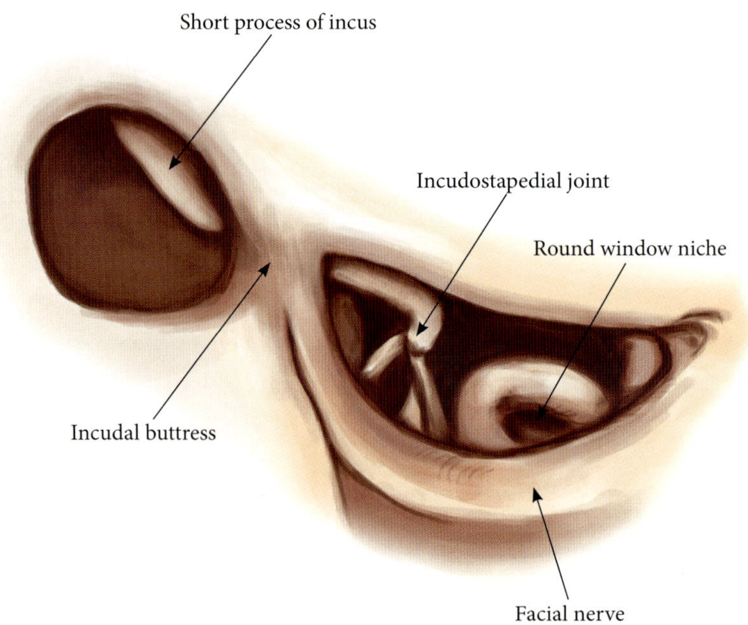

Fig. 18-8. Facial recess를 통해 round window의 전하방에 시행한 cochleostomy.

내부 수용기 위치시키기 *internal device placement* 와 전극 삽입 *electrode insertion*

내부 수용기의 수용/자극기를 놓기 위한 매몰부위(well)에 장치를 놓고 전극을 미리 만들어둔 통로에 위치시킨다. 유양돌기절제 부위로의 다리(bridge)로 전극을 빼 둔다. Jeweller's forceps과 claw를 이용하여 우측 귀는 반시계방향으로, 좌측 귀는 시계방향으로 힘을 주지 않고 활동 전극을 부드럽게 서서히 삽입함으로써 전극이 와우 내부에서 고실계(sacla tympani)를 벗어나 잘못 위치(dislocation)하거나 꼬이는 것(kinking)을 예방한다(Fig. 18-9). Sheath를 지닌 modilar type 전극(Cochlear 632 등) 삽입을 위해서는 충분한 크기의 cochleostomy나 round window의 완전하고 충분한 노출이 필요하며, sheath에 포함된 전극을 최대한 무리한 힘을 가하지 않고 부드럽게 천천히 삽입하고 전극의 완전한 삽입이 완료된 후 sheath를 제거하는 과정에서 전극이 이동되지 않도록 주의한다.

전극 삽입후 cochleostomy site나 round window 주변에 연조직이나 glue를 이용해 외림프액이 유출되지 않도록 잘 막아야 한다.

Round window approach

Landmarks:
Round window niche
Round window membrane

기존 와우개창술에 비해 드릴링을 줄일 수 있는 방법이며 이로 인한 와우손상을 줄일 수 있어 잔존청력을 보존할 수 있는 최소침습수술 방법이다. 기존 후고실개방술에서 아래쪽으로 안면신경관과 고삭신경사이를 다아아몬드 burr를 이용하여 round window niche가 충분히 보일 만큼의 확장이 필요하다. 후고실개방술 후 round window niche를 덮고 있는 점막을 조심스럽게 제거하여 정원창막(round window membrane)을 노출시키고 round window niche 주위의 앞쪽 아래쪽 뼈를 드릴함으로써 0.8 mm 정도 정원창을 노출시킨다. 노출된 정원창막에 작은 절개를 가한 후 round window niche의 superior-posterior에서 scala tympani를 향해 anterior-inferior 방향으로 전극을 삽입하여 나선신경절을 따라 전극 을 이동시킬 수 있다(Fig. 18-10).

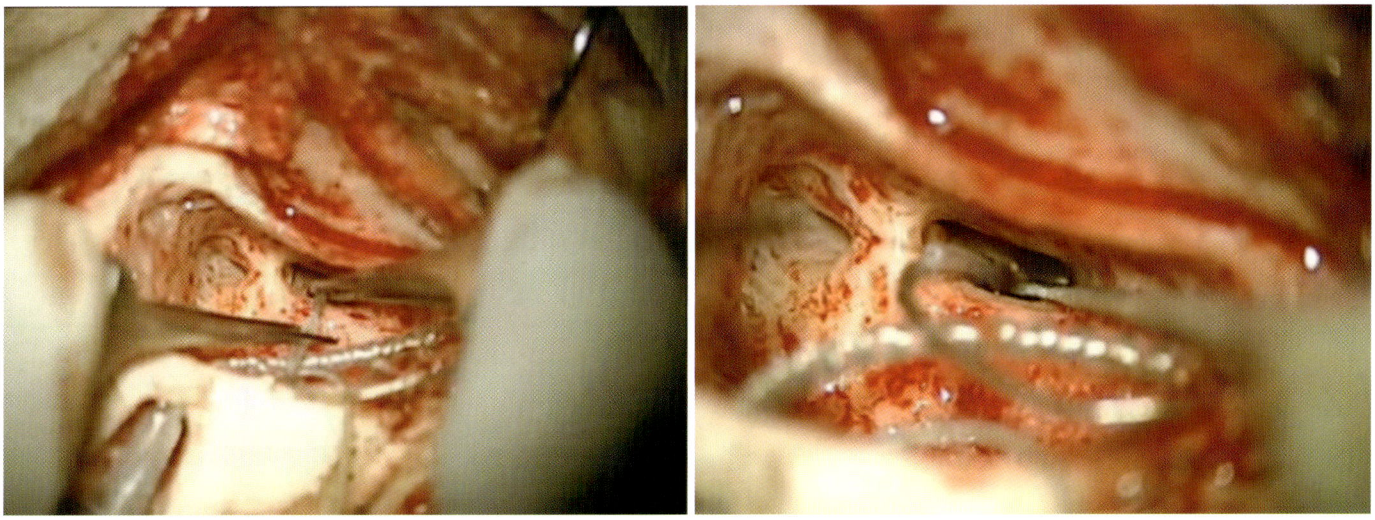

Fig. 18-9. 내부 장치를 위치하고 활동전극을 삽입하는 모습.

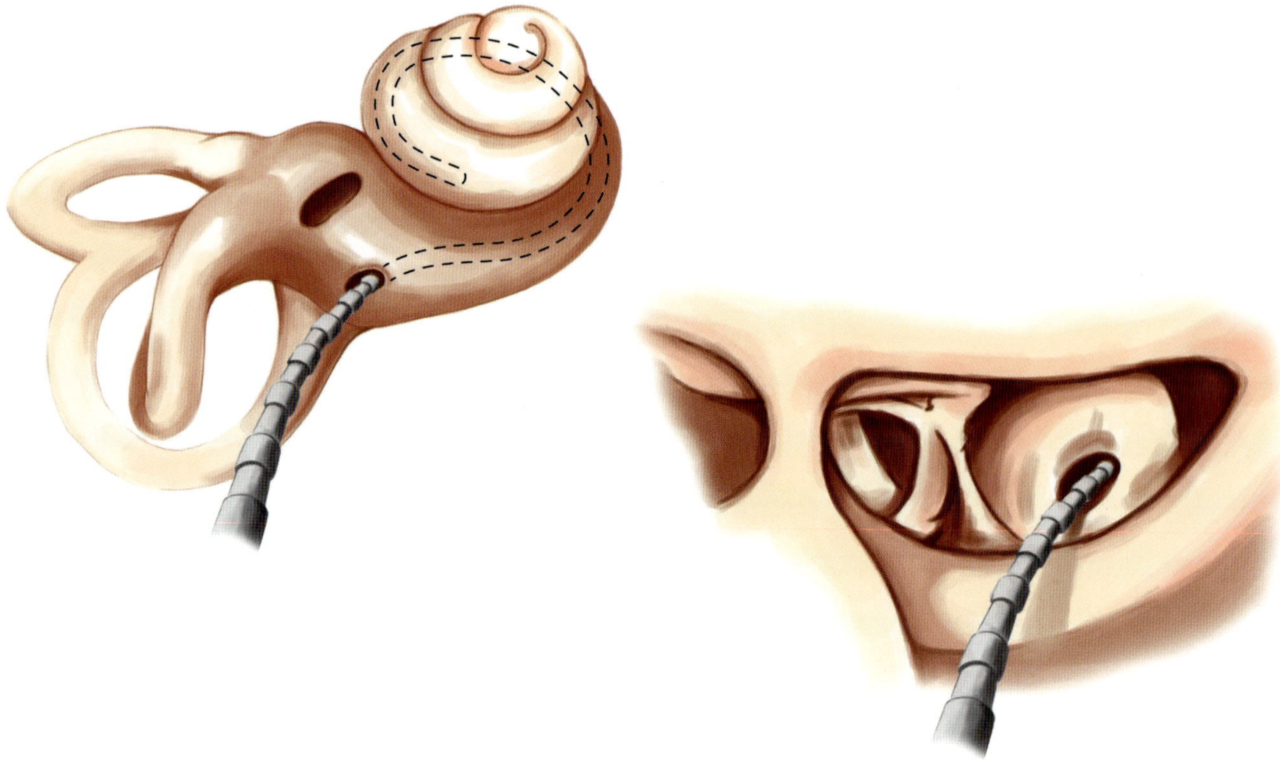

Fig. 18-10. Round window를 통해 삽입된 활동전극의 위치.

Dissection tips

1. Mastoidecomy는 중이염 수술과 달리 limited canal wall up mastoidectomy를 시행한다.
2. 내부장치가 놓일 자리는 Henle's spine에서 4 cm 이상 떨어지고 skin incision line과 겹쳐지지 않도록 충분히 posterior에 위치하여 술 후 내부 장치의 extrusion을 방지하도록 한다.
3. Posterior tympanotomy는 해부학적 landmarks인 Chorda tympani, Facial nerve, Incudal buttress를 정확히 확인하고 가급적 크게 시행하여 cochleostomy나 round window approach를 통한 전극 삽입에 어려움이 없도록 한다.
4. 안면신경은 직접 노출되지 않도록 주의하되 가능한 bony Fallopian canal을 얇게 드릴링해 둠으로써 전극 삽입을 위한 충분한 공간과 시야를 확보할 수 있다.
5. Cochleostomy를 시행할 경우 round window를 확인하고 바로 전하방에 1 mm diamond burr를 이용하여 진행함으로써 scala tympani의 골내막이 정확히 노출될 수 있도록 한다.
6. 전극삽입을 위한 round window membrane이나 cochleostomy site의 골내막은 짧은 sharp pick을 이용하여 일자 혹은 십자로 절개를 가한후 전극을 삽입한다.

실제 수술시 고려해야할 사항

1. 최근 인공와우 수술시 잔존청력 보존을 위한 soft surgical technique은 전극 삽입시 달팽이관의 손상을 최소화 하기 위한 술식이다.
2. 이를 위해 round window approach를 권장하지만 cochleostomy를 시행하여도 atraumatic procedure(낮은 스피드로 드릴링, 골내막을 보존, 스테로이드 사용 및 서서히 전극 삽입 등)를 통해 잔존 청력을 보존할 수 있다.
3. 전극삽입의 방향은 와우 기저부의 해부를 고려하여 처음 삽입시 round window의 전하방으로 시작하고 좌측은 clockwise로 우측은 counter-clockwise 방향으로 진행함으로써 basilar membrane(와우 기저막)이 손상되지 않도록 주의한다.
4. 전극 삽입 속도는 최대한 천천히 (3분 정도) 진행하여 전극 삽입에 따른 압력으로 와우 기저막 손상이 일어나지 않도록 하며, 스테로이드를 충분히 점적하면서 진행하여 내이 손상을 최대한 방지한다.
5. Modilar type과 lateral wall type 전극을 잔존 청력, 술후 청각 자극 수준 등을 감안하여 적절히 선택하여 수술한다.

이과학 미세수술 실습서 2판

첫째판 1쇄 인쇄 | 2021년 5월 25일

지은이 가톨릭대학교, 경북대학교, 경희대학교, 아주대학교 이비인후과학 교실
발행인 박소영, 여승근, 이규엽, 정연훈
편집인 박소영
출판사 세종의학
(우) 07711 서울시 강서구 화곡로 111, 6층(화곡3동, 스카이빌딩)
전 화 (02) 2604-5323 | **팩 스** (02) 2603-5323
이메일 pjy5322@naver.com
홈페이지 www.sjmedi.com

Copyright ⓒ 2021 가톨릭대학교, 경북대학교, 경희대학교, 아주대학교 이비인후과학 교실
이 책은 저작권법에 의해 한국 내에서 보호를 받는 저작물이므로 이 책의 일부 또는 전부의 무단복제를 금하며 이를 위반 시에는 법에 의해 처벌받게 됩니다.

* 파본은 교환하여 드립니다.
* 검인은 저자와의 합의하에 생략합니다.

ISBN : 979-11-89316-11-2 (93510)

정가 80,000원